中医临证必读经典

白 话 解

医学三字经

白话解

（第2版）

原著　清·陈修园

主编　蒋　燕

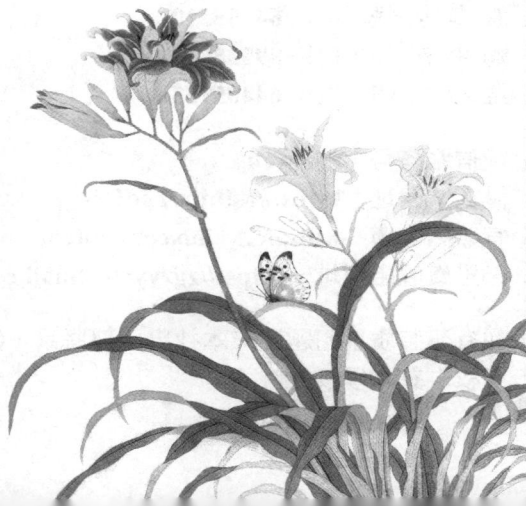

全国百佳图书出版单位

中国中医药出版社

·北京·

图书在版编目（CIP）数据

医学三字经白话解 ／（清）陈修园原著；蒋燕主编 .
2 版 . -- 北京：中国中医药出版社，2025. 5. --（中医
临证必读经典白话解）.
ISBN 978-7-5132-6617-8

Ⅰ. R24

中国国家版本馆 CIP 数据核字第 2025XW6998 号

中国中医药出版社出版

北京经济技术开发区科创十三街 31 号院二区 8 号楼
邮政编码　100176
传真　010-64405721
山东华立印务有限公司印刷
各地新华书店经销

开本 850×1168　1/32　印张 7　字数 151 千字
2025 年 5 月第 2 版　2025 年 5 月第 1 次印刷
书号　ISBN 978 - 7 - 5132 - 6617 - 8

定价　35.00 元
网址　www.cptcm.com

服 务 热 线　010-64405510
购 书 热 线　010-89535836
维 权 打 假　010-64405753

微信服务号　zgzyycbs
微商城网址　https://kdt.im/LIdUGr
官 方 微 博　http://e.weibo.com/cptcm
天猫旗舰店网址　https://zgzyycbs.tmall.com

如有印装质量问题请与本社出版部联系（010-64405510）
版权专有　侵权必究

《医学三字经白话解》

编委会

主　编　蒋　燕

副主编　王　静

编　委　蒋　燕　郭霞珍
　　　　王　静　刁　宏

　　《医学三字经》是清代医学家陈修园先生所著医学启蒙之作，以《黄帝内经》、张仲景的《伤寒论》和《金匮要略》为根本，言简意赅，通俗易懂而不离经旨。由此入门学医，不入歧途。此书不仅是初学者必读，而且应该是诊家必备，需要时时研习之重要经典之作。

　　陈修园的《医学三字经》由卷一、卷二、卷三、卷四和附录五部分组成。卷一、卷二首论医学源流，论述中医学发展史上的重要医家、著作、论点和贡献，后分论临床常见的24类疾病的证候、病机、治法和方药，以三字歌诀体裁编成歌诀，并附作者的注解，卷二附录载有《敷药拔风害人说》。卷三和卷四为卷一、卷二所述疾病的常用方剂，附录则包括阴阳、脏腑、经络、四诊和运气等内容。所谓"三字经"系其主要内容采用三字歌诀体裁，易读易诵。

　　《医学三字经白话解》分两部分。第一部分只收录三字经原文，便于读者诵读；第二部分按陈修园原书的编排顺序对全文进行解读，按照三字经原文（原文和原注）、提要、注释、白话解、解读和附方等格式，多个层次，分别论述介绍。本书的特点是：尊重原著，照章引述；提要注释，白话解读，古方药方原样附录。《医学三字经》本就易于阅读背诵，本书对其进行注解，有助于理解原文，更易于学习和记忆。

本书以上海卫生出版社 1956 年 11 月出版的陈修园《医学三字经》为底本。此次修订，对第一版内容适当增删，文字适当润色，使本书内容更加准确畅达。另将《医学三字经》的卷三、卷四附方全文选录，本着方便读者检索的原则，将附方移至相应所论内容处，以便查找、理解和记忆。附方原文的内容是原貌，未做任何处理。

由于作者水平所限，如有不当之处，敬请读者提出宝贵意见，以便重印、再版时修订提高。

蒋燕
2025 年 1 月

　　童子入学，塾师先授以《三字经》，欲其便诵也，识途也。学医之始，未定先授何书，如大海茫茫，错认半字罗经，便入牛鬼蛇神之域，余所以有《三字经》之刻也。前曾托名叶天士，取时俗所推崇者，以投时好。然书中之奥旨，悉本圣经，经明而专家之伎可废。谢退谷于注韩书室得缮本，惠书千余言，属归本名，幸有同志。今付梓而从其说，而仍名经而不以为僭者，采集经文，还之先圣，海内诸君子，可因此一字而共知所遵，且可因此一字而不病余之作。

嘉庆九年岁次甲子人日
陈念祖自题于南雅堂

医学三字经白话解 ··· 15

医学三字经

原文

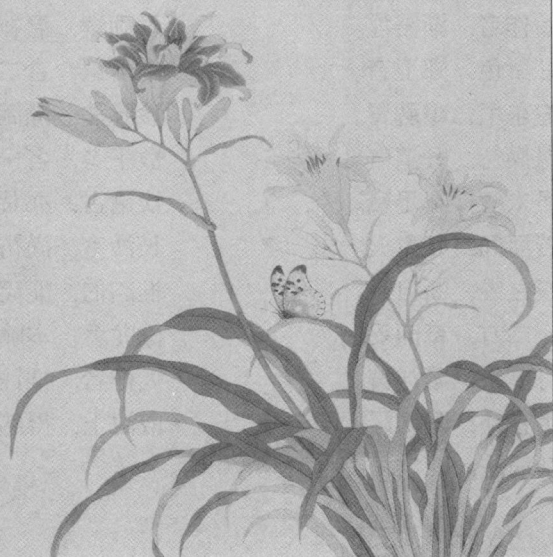

医学源流第一

医之始，本岐黄。
《灵枢》作，《素问》详。
《难经》出，更洋洋。
越汉季，有南阳。
六经辨，圣道彰。
《伤寒》著，《金匮》藏。
垂方法，立津梁。
李唐后，有《千金》。
《外台》继，重医林。
后作者，渐浸淫。
红紫色，郑卫音。
迨东垣，重脾胃。
温燥行，升清气。
虽未醇，亦足贵。
若河间，专主火。
遵之经，断自我。
一二方，奇而妥。
丹溪出，罕与俦。
阴宜补，阳勿浮。
杂病法，四字求。

若子和，主攻破。
中病良，勿太过。
四大家，声名噪。
《必读》书，错名号。
明以后，须酌量。
详而备，王肯堂。
薛氏按，说骑墙。
士材说，守其常。
景岳出，著新方。
石顽续，温补乡。
献可论，合二张。
诊脉法，濒湖昂。
数子者，各一长。
揆诸古，亦荒唐。
长沙室，尚彷徨。
惟韵伯，能宪章。
徐尤著，本喻昌。
大作者，推钱塘。
取法上，得慈航。

中风第二

人百病，首中风。　　火气痰，三子备。
骤然得，八方通。　　不为中，名为类。
闭与脱，大不同。　　合而言，小家伎。
开邪闭，续命雄。　　瘖㖞斜，昏仆地。
固气脱，参附功。　　急救先，柔润次。
顾其名，思其义。　　填窍方，宗《金匮》。
若舍风，非其治。

虚痨第三

虚痨病，从何起。　　各医书，伎止此。
七情伤，上损是。　　甘药调，回生理。
归脾汤，二阳旨。　　建中汤，《金匮》轨。
下损由，房帏迩。　　薯蓣丸，风气弭。
伤元阳，亏肾水。　　䗪虫丸，干血已。
肾水亏，六味拟。　　二神方，能起死。
元阳伤，八味使。

咳嗽第四

气上呛，咳嗽生。　谁治内，虚痨程。
肺最重，胃非轻。　挟水气，小龙平。
肺如钟，撞则鸣。　兼郁火，小柴清。
风寒入，外撞鸣。　姜细味，一齐烹。
痨损积，内撞鸣。　长沙法，细而精。
谁治外，六安行。

疟疾第五

疟为病，属少阳。　常山入，力倍强。
寒与热，若回翔。　大虚者，独参汤。
日一发，亦无伤。　单寒牝，理中匡。
三日作，势猖狂。　单热瘅，白虎详。
治之法，小柴方。　法外法，辨微茫。
热偏盛，加清凉。　消阴翳，制阳光。
寒偏重，加桂姜。　太仆注，慎勿忘。
邪气盛，去参良。

痢疾第六

湿热伤，赤白痢。　热不休，死不治。
热胜湿，赤痢渍。　痢门方，皆所忌。
湿胜热，白痢坠。　桂葛投，鼓邪出。
调行箴，须切记。　外疏通，内畅遂。
芍药汤，热盛饵。　嘉言书，独得秘。
平胃加，寒湿试。　寓意存，补《金匮》。

心腹痛胸痹第七

心胃疼，有九种。　七饮痛，二陈咽。
辨虚实，明轻重。　八冷痛，理中全。
痛不通，气血壅。　九热痛，金铃痊。
通不痛，调和奉。　腹中痛，照诸篇。
一虫痛，乌梅圆。　《金匮》法，可回天。
二注痛，苏合研。　诸方论，要拳拳。
三气痛，香苏专。　又胸痹，非偶然。
四血痛，失笑先。　薤白酒，妙转旋。
五悸痛，妙香诠。　虚寒者，建中填。
六食痛，平胃煎。

隔食反胃第八

隔食病，津液干。　　　《金匮》秘，仔细看。
胃脘闭，谷食难。　　　若反胃，实可叹。
时贤法，左归餐。　　　朝暮吐，分别看。
胃阴展，贲门宽。　　　乏火化，属虚寒。
启膈饮，理一般。　　　吴萸饮，独附丸。
推至理，冲脉干。　　　六君类，俱神丹。
大半夏，加蜜安。

气喘第九

喘促症，治分门。　　　桂苓类，肾气论。
鲁莽辈，只贞元。　　　平冲逆，泄奔豚。
阴霾盛，龙雷奔。　　　真武剂，治其源。
实喘者，痰饮援。　　　金水母，主诸坤。
葶苈饮，十枣汤。　　　六君子，妙难言。
青龙辈，撤其藩。　　　他标剂，忘本根。
虚喘者，补而温。

血症第十

血之道，化中焦。
本冲任，中溉浇。
温肌腠，外逍遥。
六淫逼，经道摇。
宜表散，麻芍条。
七情病，溢如潮。

引导法，草姜调。
温摄法，理中超。
凉泻法，令瘀销。
赤豆散，下血标。
若黄土，实翘翘。
一切血，此方饶。

水肿第十一

水肿病，有阴阳。
便清利，阴水殃。
便短缩，阳水伤。
五皮饮，元化方。
阳水盛，加通防。
阴水盛，加桂姜。
知实肿，萝枳商。

知虚肿，参术良。
兼喘促，真武汤。
从俗好，别低昂。
五水辨，《金匮》详。
补天手，十二方。
肩斯道，勿炎凉。

胀满蛊胀第十二水肿参看

胀为病，辨实虚。　　中央健，四旁如。
气骤滞，七气疏。　　参竺典，大地舆。
满拒按，七物祛。　　单腹胀，实难除。
胀闭痛，三物锄。　　山风卦，指南车。
若虚胀，且踌躇。　　易中旨，费居诸。

暑症第十三

伤暑症，动静商。　　生脉散，久服康。
动而得，热为殃。　　东垣法，防气伤。
六一散，白虎汤。　　杂说起，道弗彰。
静而得，起贪凉。　　若精蕴，祖仲师。
恶寒象，热逾常。　　太阳病，旨在兹。
心烦辨，切莫忘。　　经脉辨，标本歧。
香薷饮，有专长。　　临症辨，法外思。
大顺散，从症方。　　方两出，大神奇。

泄泻第十四

湿气胜，五泻成。　　脾肾泻，近天明。

胃苓散，厥功宏。　　四神服，勿纷更。

湿而冷，萸附行。　　恒法外，《内经》精。

湿而热，连芩程。　　肠脏说，得其情。

湿夹积，曲楂迎。　　泻心类，特丁宁。

虚兼湿，参附苓。

眩晕第十五

眩晕症，皆属肝。　　究其指，总一般。

肝风木，相火干。　　痰火亢，大黄安。

风火动，两动搏。　　上虚甚，鹿茸餐。

头旋转，眼纷繁。　　欲下取，求其端。

虚痰火，各分观。　　左归饮，正元丹。

呕哕吐第十六呃逆附

呕吐哕，皆属胃。　　二陈加，时医贵。

《玉函经》，难仿佛。　　黄草汤，下其气。
小柴胡，少阳谓。　　食不入，火堪畏。
吴茱萸，平酸味。　　黄连汤，为经纬。
食已吐，胃热沸。　　若呃逆，代赭汇。

癫狂痫第十七

重阳狂，重阴癫。　　痰积痼，丹矾穿。
静阴象，动阳宣。　　三症本，厥阴愆。
狂多实，痰宜蠲。　　体用变，标本迁。
癫虚发，石补天。　　伏所主，所因先。
忽搐搦，痫病然。　　收散互，逆从连。
五畜状，吐痰涎。　　和中气，妙转旋。
有生病，历岁年。　　悟到此，治立痊。
火气亢，芦荟平。

五淋癃闭赤白浊遗精第十八

五淋病，皆热结。　　败精淋，加味啜。
膏石劳，气与血。　　外冷淋，肾气咽。
五淋汤，是秘诀。　　点滴无，名癃闭。

气道调，江河决。　　分清饮，佐黄柏。
上窍通，下窍泄。　　心肾方，随补缀。
外窍开，水源凿。　　若遗精，另有设。
分利多，医便错。　　有梦遗，龙胆折。
浊又殊，窍道别。　　无梦遗，十全设。
前饮投，精愈滴。　　坎离交，亦不切。
肾套谈，理脾恪。

疝气第十九

疝任病，归厥阴。　　五苓散，加减斟。
寒筋水，气血寻。　　茴香料，著医林。
狐出入，癫顽麻。　　痛不已，须洗淋。
𤺄治气，景岳箴。

痰饮第二十

痰饮源，水气作。　　补和攻，视强弱。
燥湿分，治痰略。　　十六方，各凿凿。
四饮名，宜斟酌。　　温药和，博返约。
参五脏，细量度。　　阴霾除，阳光灼。

滋润流，时医错。　　　白散方，窥秘钥。
真武汤，水归壑。

消渴第二十一

消渴症，津液干。　　　少阴病，肾气寒。
七味饮，一服安。　　　厥阴症，乌梅丸。
《金匮》法，别三般。　　变通妙，燥热餐。
二阳病，治多端。

伤寒瘟疫第二十二

伤寒病，极变迁。　　　存津液，是真诠。
六经法，有真传。　　　汗吐下，温清悬。
头项病，太阳编。　　　补贵当，方而圆。
胃家实，阳明编。　　　规矩废，甚于今。
眩苦呕，少阳编。　　　二陈尚，九味寻。
吐利痛，太阴编。　　　香苏外，平胃临。
但欲寐，少阴编。　　　汗源涸，耗真阴。
吐蛔渴，厥阴编。　　　邪传变，病日深。
长沙论，叹高坚。　　　目击者，实痛心。

医医法，脑后针。　　六法备，汗为尤。
若瘟疫，治相伴。　　达原饮，昧其由。
通圣散，两解求。　　司命者，勿逐流。

妇人经产杂病第二十三

妇人病，四物良。　　合诸说，俱平常。
月信准，体自康。　　资顾问，亦勿忘。
渐早至，药宜凉。　　精而密，长沙室。
渐至迟，重桂姜。　　妊娠篇，丸散七。
错杂至，气血伤。　　桂枝汤，列第一。
归脾法，主二阳。　　附半姜，功超轶。
兼郁结，逍遥长。　　内十方，皆法律。
种子者，即此详。　　产后篇，有神术。
经闭塞，禁地黄。　　小柴胡，首特笔。
孕三月，六君尝。　　竹叶汤，风痉疾。
安胎法，寒热商。　　阳旦汤，功与匹。
难产者，保生方。　　腹痛条，须详悉。
开交骨，归芎乡。　　羊肉汤，疠痛谧。
血大下，补血汤。　　痛满烦，求枳实。
脚小指，艾火炀。　　著脐痛，下瘀吉。
胎衣阻，失笑匡。　　痛而烦，里热窒。
产后病，生化将。　　攻凉施，毋固必。

杂病门，还熟读。　　　甘麦汤，脏躁服。
二十方，效俱速。　　　药到咽，效可卜。
随证详，难悉录。　　　道中人，须造福。
唯温经，带下服。

小儿第二十四

小儿病，多伤寒。　　　吐泻甚，变风淫。
稚阳体，邪易干。　　　慢脾说，即此寻。
凡发热，太阳观。　　　阴阳证，二太擒。
热未已，变多端。　　　千古秘，理蕴深。
太阳外，仔细看。　　　即痘疹，此传心。
遵法治，危而安。　　　谁同志，度金针。
若吐泻，求太阴。

医学三字经

白话解

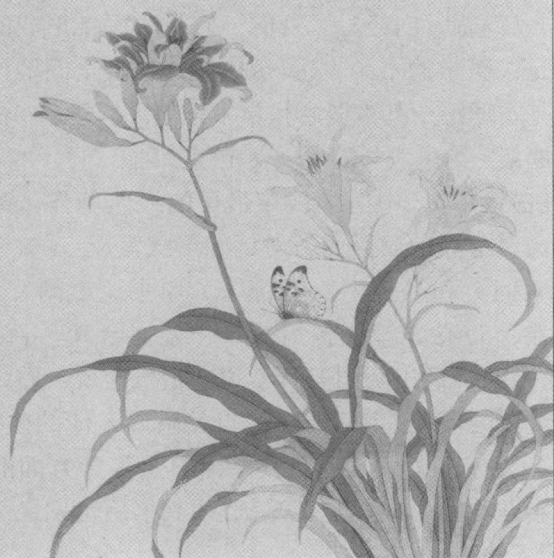

医学源流第一

【原文】

医之始，本岐黄。黄，黄帝也。岐，岐伯也。君臣问答，以明经络、脏腑、运气、治疗之原，所以为医之祖。虽《神农本草》在黄帝之前，而神明用药之理，仍始于《内经》也。

《灵枢》作，《素问》详。《灵枢》九卷、《素问》九卷，通谓之《内经》。《汉书·艺文志》载《黄帝内经》十八篇是也。医门此书，即业儒之五经也。

【提要】　本段认为中医学现存最早的经典著作是《黄帝内经》（简称《内经》，下同），它是中医学形成的标志性著作，是中医学的本源。《黄帝内经》比较全面地论述了中医学的基本理论、基本概念和学术思想，构建了中医学理论体系的框架，为中医学的发展奠定了基础。

【白话解】　中医学现存最早的经典著作《黄帝内经》，是以黄帝与岐伯君臣问答对话的形式写成。《黄帝内经》包括《素问》和《灵枢》两部分。原书《素问》和《灵枢》各九卷，每卷九篇，各为八十一篇，合计一百六十二篇。《黄帝内经》运用阴阳五行学说、精气学说、整体观念等思想，全面地论述了人与自然的关系、人体的生理、病理、辨证、治疗、运气，以及预防、养生等多方面的内容，为中医学理论的形成奠定了基础，"其书后世宗之，以为医家之祖"。

【解析】《黄帝内经》的成书年代和作者历代都有争议，有人认为成书于春秋战国时期，有说是秦汉之际所作，还有人说是成书于东汉，甚或魏、晋、南北朝时期。目前比较公认的看法是：《黄帝内经》并非一时一人之手笔，大约成书于战国至秦汉时期，经过许多医家搜集、整理、综合而成。其中甚至包括后世医家如东汉及至隋唐时期某些医家的修订和补充。正如《四库全书简明目录》介绍《黄帝内经》时所说："其书云出上古，固未必然，然亦周、秦间人传述旧闻，著之竹帛。"此说基本上是正确的。

关于《黄帝内经》前的更原始、更古老的医学文献，据《汉书·艺文志》记载，当时医经七家，包括《黄帝内经》十八卷、《黄帝外经》三十七卷、《扁鹊内经》九卷、《扁鹊外经》十二卷、《白氏内经》三十八卷、《白氏外经》三十六卷、《旁篇》二十卷，但绝大部分已失传，仅存《黄帝内经》。1973 年，长沙马王堆三号墓出土了一批简帛医书，其中帛书有《足臂十一脉灸经》、《阴阳十一脉灸经》甲乙本、《脉法》、《阴阳脉死候》、《五十二病方》等合计十种，竹木简书有《十问》等合计四种。有关学者认为，这些简帛医书的编撰年代并不一致，最早的可能在春秋时期，最晚的乃是战国末年至秦汉之际的作品，其中《足臂十一脉灸经》和《阴阳十一脉灸经》应该比《黄帝内经》成书年代更早，是现今已知最早记载经脉学说的中医文献。《黄帝内经》所述十二经脉，正是在此基础上发展起来的。这个问题还可从《黄帝内经》本身的记载中找到例证，在《黄帝内经》中引用了许多古代医书，仅《素问·病能论》中所提到的就有

《上经》《下经》《金匮》《揆度》《奇恒》等多部著作。由此可知，在《黄帝内经》成书以前，曾有许多更为古老的医学文献，充分说明了《黄帝内经》正是在上述各类更原始、更为古老的医学文献基础上，经过医家们不断搜集、整理、综合而成的。

【原文】

《难经》出，更洋洋。洋洋，盛大也。《难经》八十一章，多阐发《内经》之旨，以补《内经》所未言。即间有与《内经》不合者，其时去古未远，别有考据也。秦越人，号扁鹊，战国人，著《难经》。

【提要】 本句论述了中医学的又一部基础理论著作《难经》，这本书也是内容丰富，奠定了中医学的基础理论。

【白话解】《难经》八十一章，原名《黄帝八十一难经》，相传为战国时秦越人（扁鹊）所作。《难经》是继《黄帝内经》之后的又一部中医古典著作，该书也是以问答形式解释疑难问题编撰而成，共讨论了八十一个问题，以基础理论为主，包括脉学、经络、脏腑、疾病、腧穴、针法等内容。该书论述简要，辨析精微，陈修园自注曰"多阐发《内经》之旨，以补《内经》所未言"，此书在中医理论和诊断学方面颇有贡献。

【解析】 关于《难经》的成书年代及著者，查考《史记·扁鹊仓公列传》及《汉书·艺文志》，两书均无记载。张仲景的《伤寒杂病论》和《隋书·经籍志》虽提及《难经》，但未提及作者姓名，直至唐代杨玄操的《难经注》和《旧唐书·经籍志》才提出作者为秦越人。从《难经》的内容来看，可以确定其成书年代在东汉以前，作者姓名有待进一步考证。一般认为《难经》的作者是托名扁鹊。

【原文】

越汉季，有南阳①。张机，字仲景，居南阳，官长沙，汉人也。著《伤寒杂病论》《金匮玉函经》。

六经辨②，**圣道**③**彰**④。《内经》详于针灸，至伊尹有汤液治病之法，扁鹊、仓公因之。仲师出而杂病、伤寒专以方药为治，其方俱原本于神农、黄帝相传之经方，而集其大成。

《伤寒》⑤**著，《金匮》**⑥**藏**。王肯堂谓：《伤寒论》义理如神龙出没，首尾相顾，鳞甲森然。《金匮玉函》示宝贵秘藏之意也。其方非南阳所自造，乃上古圣人所传之方，所谓经方是也。其药悉本于《神农本经》，非此方不能治此病，非此药不能成此方。所投必效如桴鼓之相应。

垂方法，立津梁⑦。仲师，医中之圣人也。儒者不能舍至圣之书而求道。医者岂能外仲师之书以治疗。

【提要】　　本段论述了东汉末年医圣张仲景创立了辨治外感伤寒病的六经辨证，其著作《伤寒杂病论》在问世后不久即散失不全，后经晋、宋代医家搜集、整理、重新编次成《伤寒论》和《金匮要略》两本书。张仲景是在《内经》《难经》等书的基础上，系统总结和继承汉代以前的医学成就和大量医家丰富的临床经验，并结合自己的临床实践，经过长期努力，才著成我国第一部融理、法、方、药于一体的辨证论治专书——《伤寒杂病论》。它既是对公元二世纪以前的中医药学理论与经验的总结，又是对中医学术理论的创新和发展。

【注释】

① 南阳：指张仲景，名机，河南南阳人。古人为了对某人表示崇敬，常以他的出生地或任职地名来称呼他。

② 六经辨：六经，本指太阳、阳明、少阳、太阴、少阴、厥阴六条经脉。这里指六经所属脏腑经络的病理变化反映于临床的各种证候。六经辨证，是张仲景在《素问·热论》六经分证的基础上所创立的辨治外感病的一种辨证方法，就是根据六经的主要脉症表现，并结合病位、病性、病机、正邪关系等因素加以分析、归纳，最后辨别为某经病证。

③ 圣道：指以《内经》为代表的中医学术理论。

④ 彰：明了。

⑤ 伤寒：指《伤寒论》一书，张仲景所著，是作者原撰《伤寒杂病论》中有关外感伤寒病证为主的部分。在《伤寒论》一书中，张仲景以六经辨证为纲，对伤寒病各阶段的辨脉审证大法和处方用药规律，以条文的形式作了全面的论述，较全面地总结了汉代以前对外感疾病诊治的丰富经验，奠定了中医学辨证论治的基础。

⑥ 金匮：指《金匮要略》，亦为张仲景所作，是作者原撰《伤寒杂病论》一书中有关内伤杂病为主的部分。

⑦ 津梁：津，指渡水处。梁，指桥梁。津梁，就是渡桥。

【白话解】 东汉末年，出现了在中国医学史上占有重要地位的杰出医家，他就是河南南阳人张仲景，他创立的六经辨证使外感疾病的诊断和治疗有了明确的系统和指标，使中医学术理论和临床诊治水平都有了极大发展和提高。张仲景的著作，流传到现在的有《伤寒论》和《金匮要略》两书，《伤寒论》十卷，其主要内容是记载了六经病的症状、脉象及治法和方药。《金匮要略》六卷二十五篇，主要以脏腑辨证论述内科杂病，兼及妇科、外科之病证，其辨证论治的精神与《伤寒论》相同，只是不以六经分证，而以病证分篇。它分类简明、辨证切要，对病因、病机及诊治的论述甚为精当，理法方药一体化。这两部书给后世医家在诊断治疗方面树立了辨证论治的典范，成为中医学的经典著作，就好像一座渡桥，成为过河的必经之路。陈修园认为仲景方并非他本人所创，而是来自上古神农、黄帝相传之经方；方中所用中药来自《神农本草经》。

【原文】

李唐①**后，有《千金》**②。唐，孙思邈，华原人，隐居太白山，著《千金方》《千金翼方》各三十卷。宋仁宗命高保衡、林亿校正后，列禁经二卷。今本分为九十三卷。较《金匮》虽有浮泛偏杂之处，而用意之奇，用药之巧，亦自成一家。

《外台》③**继，重医林**。唐，王焘，著《外台秘要》四十卷，分一千一百四门。论宗巢氏，方多秘传，为医门之类书。

【提要】　本段论述了唐代《千金方》和《外台秘要》的作者和内容。

【注释】

① 李唐：唐统治者姓李，所以唐代称作李唐。

② 千金：即《千金要方》和《千金翼方》。

③ 外台：即《外台秘要》。

【白话解】 唐代的医学十分兴盛，涌现了许多综合性的医学著作，但大多亡佚，现存的主要有《千金方》和《外台秘要》等。《千金方》又称《备急千金要方》。《千金要方》和《千金翼方》各三十卷，为唐代孙思邈所撰，作者以人命重于千金，故取"千金"为书名。《千金方》内容十分丰富，涉及妇科、儿科、内科、外科等各科的诊治、本草、制药、食疗、养生及医德等许多方面。所载医论、医方较系统地总结和反映了自《内经》以后、唐初以前的医学成就，是一部学术价值很高的著作。《外台秘要》为唐代王焘所撰，全书四十卷，汇集了唐初以前的医学著作，是唐代另一部规模巨大的综合性医籍，内容涉及临证各科。该书内容广泛而不庞杂，临床各科编排有序，先论后方，次序井然。书中引录各书均附出处，借此可窥见晋唐期间许多已经失传方书的基本内容，是研究我国唐以前医学的一部重要参考书。

【原文】

后作者，渐浸淫①。等而下之，不足观也已。

红紫色②**，郑卫音**③。间色乱正，靡音忘倦。

【提要】 本段论述了作者的观点，认为唐以后的一些著作与《内经》《伤寒论》等经典著作相比质量较低。

【注释】

① 浸淫：多或乱的意思。

② 红紫色：古人以红色为纯色、正色；紫色为间色、杂色。说明杂乱之色不能与纯正之色相比。

③ 郑卫音：即"郑卫之音"，是春秋战国时期郑国和卫国的民间音乐。因其不符合雅乐所代表的正统音乐规范和道德，被认为是靡靡之音。此处代指那些不符合正统、使人沉迷而可能扰乱心智和道德的音乐。

【白话解】　唐代以后医学著作逐渐增多，其中难免有些质量较差的作品，如果拿这些作品与《内经》《伤寒论》《金匮要略》等经典著作相比，就好像是杂乱的紫色与纯正的红色比较，郑卫之音与雅乐相比一样，孰优孰劣，一目了然。

【原文】

追①**东垣**②**，重脾胃。**金，李杲，字明之，号东垣老人，生于世宗大定二十年，金亡入元十七年乃终，年七十二。旧本亦题元人。作《脾胃论》《辨惑论》《兰室秘藏》。后人附以诸家，合刻有《东垣十书》传世。

温燥行，升清气。如补中益气及升阳散火之法。如苍术、白术、羌活、独活、木香、陈皮、葛根之类，最喜用之。

虽未醇③**，亦足贵。**人谓东垣用药，如韩信将兵，多多益善。然驳杂之处，不可不知。惟以脾胃为重，故亦可取。

【提要】　本段论述了金元时期的四位医学大家之一李东垣的学术思想。他以中医基本理论为基础，阐发自己重视脾胃的"内伤脾胃，百病由生"的学术思想。善用补中益气及升阳散火之法，常用苍术、白术、羌活、独活、木香、陈皮、葛根之类。主要著作有《脾胃论》《内外伤辨惑论》《兰室秘藏》等，东垣重视脾胃的学术思想对中医学的发展有着深远的影响。

【注释】

① 迨（dài 代）：到了之意。

② 东垣：李东垣，名杲，金代著名医学家，金元四大家之一。他的主要医学成就是区分了外感与内伤，创立了内伤脾胃学说，其学术思想的中心是"内伤脾胃，百病由生"。东垣认为脾胃伤则元气自衰，自然是"诸病所由生也"（《脾胃论》）。在治疗上他善用温补脾胃法，故被后世医家称为"补土派"或"脾胃学派"。

③ 醇：同"纯"。

【白话解】 到了金代，著名医家李东垣倡导"重脾胃"的学说，主张用具有温燥性的药物来调理脾胃，提升中气，创立了补中益气、升阳散火之法，最喜用温燥中药如苍术、白术、羌活、独活、木香、陈皮、葛根之类，比较驳杂，不够纯正，但他的医学理论还是很宝贵的。李东垣重视脾胃的思想对后世医家影响巨大。

【原文】

若河间①，**专主火**。金，刘完素，字守真，河间人。事迹俱详《金史·方技传》。主火之说，始自河间。

遵之经，断自我。《原病式》十九条，俱本《内经·至真要大论》，多以火立论，而不能参透经旨。如火之平气曰升明，火之太过曰赫曦，火之不及曰伏明，其虚实之辨，若冰炭之反也。

一二方，奇而妥。如六一散、防风通圣散之类，皆奇而不离于正也。

【提要】 本段论述了金元四大家之一刘河间的学术思

想，他在病因病机方面倡导"火热论"，认为无论是外感六淫，还是内伤七情，均易于化火，导致火热病证。

【注释】

① 河间：刘河间，名完素，金代河间人，为金元四大家之一。长期在民间行医，对热性病及其他杂病的治疗有很丰富的经验，他精研《素问》数十年，对运气学说有精辟的见解。刘完素突出的学术思想是提倡"火热论"，强调火热致病的危害，认为"六气皆从火化"。在热性病的治疗中以清热通利为主，善用寒凉药物，故被称为"寒凉派"。主要著作有《素问玄机原病式》《黄帝素问宣明论方》等。《素问玄机原病式》是一部阐发《素问·至真要大论》病机十九条的重要文献，论述了火热病机，为后世温病学说的形成奠定了基础。书中将常见疾病进行系统归类，并分析了这些疾病的病因病理，提出了辛凉解表、泻热养阴的治法。

【白话解】 像金代的刘河间，治病强调用寒凉药治火，他的"火热论"学说，遵从《内经》等经典著作，同时又不泥古，颇有自己的见解，为后世温病学说的形成奠定了基础。他所制定的几个方剂，如六一散、防风通圣散等，不仅有独创性，而且治疗效果也是很好的。但是陈修园认为刘完素的《素问玄机原病式》多以火热立论，不能参透经旨。

【原文】

丹溪① **出，罕**② **与俦**③。元，朱震亨，字彦修，号丹溪，金华人。其立方视诸家颇高一格。

阴宜补，阳勿浮。《丹溪心法》以补阴为主，谓阳常有余，阴常不足。诸家俱辨其非，以人得天地之气以生。有生之气，即是阳气，精血皆其化生也。

杂病法，四字④**求**。谓气、血、痰、郁是也。一切杂病，只以此四字求之。气用四君子汤，血用四物汤，痰用二陈汤，郁用越鞠丸。参差互用，各尽其妙。

【提要】 本段论述了金元四大家之一朱丹溪的学术思想，他的主要学术观点为"阳常有余，阴常不足"，故治疗上提倡"滋阴降火"之法。朱丹溪善治杂病，认为主要病因是气、血、痰、郁。补气用四君子汤，补血用四物汤，化痰用二陈汤，解郁用越鞠丸。

【注释】

① 丹溪：朱丹溪，名震亨，字彦修，元代著名医家，为金元四大家之一。朱丹溪学术思想的基本观点是：力倡在"相火论"基础上的"阳常有余，阴常不足"学说。他充分研究了《内经》以来各家关于"相火"的见解，如《内经》中"少火""壮火"之说、刘完素的"火热论"、李杲的"阴火"说等，在此基础上，深入探讨内在火热的病机，阐明了相火有常有变的规律。他指出相火之动是根本的、永恒的，但正常的动属"生"，异常的动为"贼"，并根据"人的情欲无涯"，相火易于妄动，精血难成易亏等理论，得出"阳常有余，阴常不足"的结论，据此，在治疗上提倡滋阴降火之法，故被后世称为"滋阴派"。朱丹溪的主要著作有《格致余论》《局方发挥》等。

② 罕：稀少。

③ 俦（chóu 愁）：同伴。此处指同行人。

④ 四字：指气、血、痰、郁。朱丹溪以这四个字归纳疾病的病因。

【白话解】　元代朱丹溪的医术，在同行中是很杰出的，他倡导"阳有余，阴不足"论，养生方面主张节制食欲、色欲，以养阴精；在治疗方面主张滋阴降火，使相火不为妄动。尤其在杂病的治疗方面，认为应从气、血、痰、郁四个方面来着手处理。这为后世医家治疗杂病提供了思路。参差互用，各尽其妙。

【原文】

若子和①**，主攻破**。张子和，戴人。书中所主，多大黄、芒硝、牵牛、芫花、大戟、甘遂之类，意在驱邪。邪去则正安，不可畏攻而养病。

中病良，勿太过。子和之法，实症自不可废，然亦宜中病而即止。若太过则元气随邪气而俱散，挽无及矣。

【提要】　本段论述了金元四大家之一张子和的学术观点，他主张祛除邪气，认为"邪去则正安"。

【注释】

① 子和：张子和，名从正，自号戴人，金代著名医家，金元四大家之一。他精通医术，继承刘完素的学术思想，用药多偏于寒凉，治病主张攻下，认为凡邪气应立刻驱出体外，邪去则正安。他认为无论是在天之邪（风寒暑湿燥火），在地之邪（雾雨雹冰泥），还是在人体的水谷之邪（酸苦甘辛咸淡），都非人体所素有。邪留则伤正，应攻下治之。攻邪的方法以《伤寒论》的汗、吐、下三法为原则。他对汗、吐、下三法应用的范围很广，有不少发挥，这些临床经验都

记载在他的著作《儒门事亲》中。

【白话解】 又如金代的张子和，认为导致疾病的主要原因是病邪侵入人体，治病主张使用攻下法，使邪去而正安。因攻下药物性能大多较峻猛，故应注意中病即止，不宜过量。若太过，则元气随邪气而俱散。

【原文】

四大家，声名噪。刘河间、张子和、李东垣、朱丹溪为金元四大家，《张氏医通》之考核不误。

《必读》书①，错名号。李士材《医宗必读》四大家论，以张为张仲景，误也。仲景为医中之圣，三子岂可与之并论。

明以后，须酌量。言医书充栋汗牛，可以博览之，以广见识。非谓诸家所著，皆善本也。

【注释】

① 必读书：指《医宗必读》，为明代医家李中梓所著。

【白话解】 李东垣、刘河间、朱丹溪、张子和都是金元时期的著名医家，在学术思想上，他们各有所长，代表了四个不同学派，后世尊称他们为金元四大家。但李中梓在其所著的《医宗必读》一书中，却错误地把张当作张仲景，是弄错了名号。明以后，出版的医书较多，汗牛充栋，可以博览之，以广见识，诸家所著并非都是好书。

【原文】

详而备，王肯堂①。金坛王宇泰，谓肯堂，著《证治准绳》，虽无所采择，亦医林之备考也。

【提要】 明代以后医学书籍很多，陈修园先生比较推崇王肯堂先生，认为他的《六科证治准绳》采撷丰富，选方精良。

【注释】

① 王肯堂：字宇泰，一字损仲，号损庵，字号念西居士，江苏金坛人。明代著名医家。他博览群书，长期搜集材料，并结合自己的临证经验，历时11年编成《证治准绳》，全书采撷丰富，条理分明，选方精良，对后世医学有相当影响。

【白话解】　从明代以后，医学书籍就更多了，这些书立论角度和内容各有不同，各有长短。故研习医学的人，必须仔细斟酌思量，以定取舍，才能做到取长补短，全面掌握。其中比较详细而完备的，要数王肯堂的《证治准绳》一书了。

【原文】

薛氏①**按，说骑墙**②。明，薛己，号立斋，吴县人。著《薛氏医案》十六种，大抵以四君子汤、六君子汤、逍遥散、归脾汤、六八味丸主治。语多骑墙。

士材③**说，守其常**。李中梓，号士材，国朝人也。著《医宗必读》《士材三书》。虽曰浅率，却是守常，初学者所不废也。

景岳④**出，著新方**⑤。明，张介宾，字会卿，号景岳，山阴人，著《类经》《质疑录》。全书所用之方，不外新方八阵，其实不足以名方。古圣人明造化之机，采阴阳之本，制出一方，非可以思议及者。若仅以熟地补阴，人参补阳，姜附祛寒，芩连除热，随拈几味，皆可名方，何必定为某方乎？

石顽⑥**续，温补乡。**张璐，字路玉，号石顽，国朝人，著《医通》。立论多本景岳，以温补为主。

献可⑦**论，合二张**⑧**。**明，宁波赵献可，号养葵，著《医贯》。大旨重于命门，与张石顽、张景岳之法相同。

诊脉法，濒湖⑨**昂。**明，李时珍，字东璧，号濒湖。著《本草纲目》五十二卷，杂收诸说，反乱《神农本经》之旨，卷末刻脉学，颇佳。今医多宗之。

【提要】 在这段中陈修园先生对明代一些著名医家如薛己、李中梓、张介宾、张璐、赵献可、李时珍等的学说和贡献进行了评述。

【注释】

① 薛氏：薛己，字新甫，号立斋，明代著名医家。他治学极为刻苦，医学造诣较深，著述甚多，如《外科枢要》《外科发挥》《内科摘要》《女科撮要》《疬疡机要》《正体类要》《口齿类要》等。他的学术思想受张元素、李东垣等人温补学说的影响，强调真阴、真阳不足，主张治病务求其本原，他的很多医著后被编辑为《薛氏医案》。

② 骑墙：比喻立场不明确。此处指没有什么独到的见解。

③ 士材：李士材，即李中梓，明末清初医学家。著《内经知要》《药性解》《医宗必读》《伤寒括要》《二材三书》《李中梓医案》等多部著作。所著诸书，多能通俗易懂，最为初学、登堂入室之捷径。这在当时是最为完整的中医教材。

④ 景岳：明代著名医家。张介宾，字会卿，号景岳，别

号通一子，浙江会稽（今浙江绍兴）人。他创立新方八阵，提出阳非有余，阴常不足之说，成为温补派的主要人物之一。他的学术思想主要为"阳非有余""真阴不足"，以及"人体虚多实少"等，主张温补肾阴肾阳，慎用寒凉攻伐药物，并创立了许多补肾方剂，如左归饮、右归饮等，对后世产生了很大影响。主要著作有《类经》《景岳全书》等。

⑤ 新方：指《新方八阵》二卷，张景岳著，后被收入《景岳全书》。作者曾选辑古医方，撰成《古方八阵》，后又觉临床取用"犹有未尽"，故又以己意化裁制定新方一百八十五首，仍分为补、和、攻、散、寒、热、固、因八阵。本书亦有单行本。

⑥ 石顽：张石顽，名璐，字路玉，清代著名医家，业医六十年左右，著述较多。著作为《张氏医通》、《诊宗三昧》一卷、《本经逢原》四卷、《千金方衍义》三十卷等。立论多本景岳，以温补为主。其中《张氏医通》，采取历代六十余家著述，参考百余种书籍，历数十年而成，体例仿《证治准绳》，包括临床各科，并附验案，分门别类，内容丰富。

⑦ 献可：赵献可，号养葵，自号医巫闾子，浙江宁波人。明代著名医家。著作为《医贯》《内经钞》《素问注》《经络考》《正脉论》《二体一例》等。赵献可尊东垣、薛己，对命门学说有所发挥，重视命门，与张石顽、张景岳之法相同。他对薛己的温补学说十分推崇，尤其发挥命门之说，认为命门是人身之主和至宝，强调"命门之火"的重要，所著《医贯》一书，其用意是以保养命门之火的论点贯穿于养生和治疗之中。

⑧ 二张：指张景岳和张石顽。

⑨ 濒湖：李时珍，字东璧，晚年自号濒湖山人，湖北蕲春县人，明代著名医药学家。著作为《本草纲目》《奇经八脉考》《濒湖脉学》等，被后世尊为"药圣"。他除了在药物学方面的突出贡献，著有《本草纲目》这部药物学巨著外，还在针灸学和诊断学方面有一定成就。《濒湖脉学》语言简明生动，易于诵读记忆，故后世多以此书作为初学脉法的入门书。

【白话解】 薛立斋所著《薛氏医案》多宗张元素、李杲等人的观点，没有更多的创建；李士材的著作虽然浅显些，但却能遵守常法；张景岳所著《新方八阵》，以己意化裁制定了许多新方，而且都很切实用；张石顽著《张氏医通》，治病大多采用温补之剂；赵献可的论述，基本上与张景岳、张石顽两人的理论相一致，都强调温补肾阴肾阳；至于诊脉的方法，应首推李时珍所著《濒湖脉学》。

【原文】

数子者，各一长。知其所长，择而从之。

揆[①]**诸古，亦荒唐**。理不本于《内经》，法未熟乎仲景，纵有偶中，亦非不易矩矱。

长沙[②]**室，尚彷徨**[③]。数子虽曰私塾长沙，升堂有人，而入室者少矣。

【注解】

① 揆：衡量、比较。

② 长沙：指张仲景。据说张仲景曾任过长沙太守，故又尊称他为张长沙。

③ 彷徨：游移不定。

【白话解】　上面所谈的数位医家，都各有所长，但他们的著作与经典著作相比，还是相差很远的。尤其是对于张仲景著作的研习还很不够，距离张仲景所具有的学术水平还相距甚远，好像只是在门外徘徊，始终未能登堂入室似的。

【原文】

惟韵伯①**，能宪章**②。慈溪柯琴，字韵伯，国朝人。著《伤寒论注》《论翼》，大有功于仲景。而《内经》之旨，赖之以彰。

徐③**尤**④**著，本喻昌**⑤。徐彬，号忠可；尤怡，号在泾，二公《金匮》之注，俱本喻嘉言。考嘉言名昌，江西南昌人。崇祯中以选举入都，卒无所就，遂专务于医。著《尚论篇》。主张太过。而《医门法律》颇能阐发《金匮》之秘旨。

大作者，推钱塘⑥。张志聪，号隐庵；高世栻，号士宗，俱浙江钱塘人也。国朝康熙间，二公同时学医，与时不合，遂闭门著书，以为传道之计。所注《内经》《本草经》《伤寒论》《金匮》等书，各出手眼，以发前人所未发，为汉后第一书。今医畏其难，而不敢谈及。

【提要】　本段论述了清代一些著名医家如柯琴、徐彬、尤怡、喻嘉言、张志聪、高世栻等的个人经历、著作、学术特点等，陈修园十分推崇柯韵伯、尤在泾、张志聪和高世栻。

【注释】

① 韵伯：柯琴，字韵伯，清代著名医家。钻研《内经》《伤寒论》颇有心得，撰有《伤寒论注》《伤寒论翼》《伤寒附翼》，后集为一书，名《伤寒来苏集》。柯韵伯认为张仲景

之六经立法，不应仅限于伤寒一科，杂病亦应在此例。故此，他采用以六经分篇，以证分类，以类分方的方法，对伤寒及杂证，根据六经加以分类注释，使辨证论治之法更切实用和易于掌握，对后世医家影响很大。

②宪章：遵循章法。

③徐：徐彬，字忠可。清代医家，为喻昌弟子，他继承喻昌之论，研究仲景之学，著作有《金匮要略论注》。

④尤：尤怡，字在泾，清代医家。钻研《伤寒论》《金匮要略》尤深，所撰《伤寒贯珠集》《金匮要略心典》《金匮翼》，是他研读仲景著作的心得和发挥。其他著作如《医学读书记》和《静香楼医案》。

⑤喻昌：字嘉言，清初著名医家。与张路玉、吴谦齐名，号称清初三大家。学术上推崇《伤寒论》，在方有执《伤寒论条辨》的基础上，对伤寒条文进一步分类归纳，并强调"治病必先识病，识病然后议药"的辨证论治思想。著有《尚论篇》《寓意草》《医门法律》等著作。

⑥钱塘：指张志聪和高世栻，他们都是浙江钱塘人，清代著名医家。张志聪，字隐庵，业医数十年，曾在杭州胥山建侣山堂，聚同道及生徒数十人论医讲学。撰有《黄帝内经素问集注》《黄帝内经灵枢集注》《侣山堂类辩》《伤寒论集注》《本草崇原》等书。高世栻，字士宗，曾随张志聪学医，除辑补张志聪的书外，他本人还撰有《黄帝内经素问直解》和《医学真传》等书。

【白话解】　到了清代，唯有柯韵伯能够遵守《内经》《伤寒论》的原则章法。至于徐忠可、尤在泾二人，基本上是因循喻昌的学术思想。清代比较有名望的医学家，要推浙江的张志聪和高士宗了，他们讲学创作，著述甚丰。

【原文】

取法上，得慈航①。取法乎上，仅得其中。切不可以《医方集解》《本草备要》《医宗必读》《万病回春》《本草纲目》《东医宝鉴》《冯氏锦囊》《景岳全书》《薛氏医案》等书为捷径也。今之医辈，于此书并未寓目，止取数十种庸陋之方，冀图幸中，更不足论也。

【注释】

① 慈航：佛教名词。佛学认为佛、菩萨以大慈悲救度众生，出生死苦海，有如舟航，故名。

【白话解】　中医学是有其独特理论体系的，《黄帝内经》综合阐述了人体生理、病理的一般概念和治则治法，是中医基础理论的奠基之作；《伤寒论》《金匮要略》指出了辨证论治的具体方法，后世医家更是代有发挥。因此，学习中医应有系统地、全面地掌握其基本理论原则，打好扎实的基本功，从源头学起。只有选取正确的学习方法，才能获得救治众生的本领。

中风第二

【原文】

人百病，首中风①。《内经》云：风为百病之长也。昔医云：中脏多滞九窍，有唇缓、失音、耳聋、目瞀、鼻塞、便难之症。中腑多着四肢，中经则口眼㖞斜，中血脉则半身不遂。

骤然得，八方② **通**。中风病骤然昏倒，不省人事，或痰涌、瘈疭、偏枯等症。八方者，谓东、西、南、北、东北、西北、东南、西南也。

【提要】 本段谈中风的病因、病机和常见症状。

【注释】

① 中风：病名，又名"卒中"。中风发病原因多为忧思恼怒、饮食不节、恣酒纵欲等，以致阴阳失调、脏腑气偏、气血逆乱而成。此病本虚标实，上盛下虚。临床表现以猝然昏仆、口眼㖞斜、半身不遂为主要特征，也有未见昏仆，仅见㖞僻不遂者。因本病起病急剧，变化迅速，与自然界风邪善行而数变的特性相似，故古人以此类比，称这种疾病为"中风"。

② 八方：指东、南、西、北、东北、西北、东南、西南八个方位。

【白话解】 在人类所患的各种疾病中，中风病是处于首要地位的，现在依然如此。这种病发病急骤，像自然界善行数变的风一样，所以古人最早认为这种病是由于感受来自四面八方的风邪而引起的。

【解读】 现代中医认为中风的病因有外风和内风之别。对于中风病发生的原因，有一个认识过程，在唐宋以前，多以"内虚邪中"立论，如《灵枢·刺节真邪》说："虚邪偏客于身半，其入深，内居营卫，营卫稍衰，则真气去，邪气独留，发为偏枯。"《金匮要略》认为是"脉络空虚"，风邪乘虚侵入人体。隋代巢元方认为是："风偏枯者，由血气偏虚，则腠理开，受于风湿。"(《诸病源候论·中风候》)总之，这一历史时期的医家多认为中风是外风，是当人体气血亏损，脉络空虚时招致风邪入中脉络。治疗也多用祛外风药物，如麻黄、桂枝、防风之类，这一看法一直延续到金元时期，许多医家才对外风入侵的理论提出了不同看法。如刘河间认为是"心火暴盛"；李东垣认为是"正气自虚"；朱丹溪认为是"湿痰生热"。他们的立论虽然不同，但都认为中风的成因是人体本身阴阳气血失调，这是对中风病因学说的一个重大突破。与此同时，王履《医经溯洄集·中风辨》更明确地把这两种风从名称和本质上进行了区别。他说："因于风者，真中风也；因于火，因于气，因于湿者，类中风而非中风也。""中风者，非外来风邪，乃本气病也，凡人年逾四旬气衰之际，或因忧喜忿怒伤其气者，多有此疾，壮岁之时无有也，若肥盛则间有之。"张景岳也明确指出"中风非风"的观点。至此，对中风的病因、好发年龄、发病诱因等才有了比较清楚的认识。后世医家在此论点的基础上，不断补充，使中风的病因病机学说日臻完善。

【原文】

闭与脱①**，大不同。**风善行而数变，其所以变者，亦因人之脏腑寒热为转移。其人脏腑素有郁热，则风乘火势，火借风威，而风为热风矣。其人脏腑本属虚寒，则风水相遭，寒水彻骨，而风为寒风矣。热风多见闭症，宜疏通为先。寒风多见脱症，宜温补为急。

开邪闭，续命雄。小续命汤风症之雄师也，依六经见症加减治之，专主驱邪。闭者宜开，或开其表，如续命汤是也；或开其里，如三化汤是也；或开其壅滞之痰，如稀涎散、涤痰汤是也。

固气脱，参附功。脱者宜固，参附汤固守肾气，术附汤固守脾气，芪附汤固守卫气，归附汤固守营气。先固其气，次治其风。若三生饮一两加人参一两则为标本并治之法。正虚邪盛，必遵此法。

【提要】　中风常要辨"闭证"与"脱证"。闭证常由邪气过盛所致，脱证常由正气不能内守而成。

【注释】

① 闭与脱："闭"，是邪闭，指邪气过盛，出现脏腑气血闭塞不通的病理变化，多因邪热、痰浊等病邪闭阻于内，故又称"内闭"。多见于中风、温热病热入营血阶段等病证，主要临床表现为神志昏迷、牙关紧闭、两拳紧握、肢体强痉、痰涎壅塞、面赤便闭、脉弦急等，多属实证，其中兼热象的为"阳闭"；兼寒象的为"阴闭"，治疗急宜祛邪，阳闭用"凉开"法；阴闭用"温开"法。"脱"，是正脱，指疾病过程中，阴阳气血大量耗损而致生命垂危的病理变化。主要症状有：汗出如珠，四肢厥冷，口开涎出，手撒尿遗，脉微细欲绝等，由于病因病机和症状均以精气向外脱泄为特点，故又称"外脱"。治疗应急用益气固脱法。

【白话解】　中风病常以"闭证"和"脱证"为基本的辨证分型。二者在病机发展、症状表现等方面是大不相同的，治疗当然也就不一样，闭证要用疏通的方法，以小续命汤力量最为雄厚。脱证要用益气固脱的方法，以固守元气，参附汤的功效是很佳的。

【解读】　中风病所以会出现"闭证"与"脱证"两种不同证型，其原因是人体体质不同，脏腑有虚实寒热之异。若患者素有郁热，发病则多见闭证；如脏腑本属虚寒，则多见脱证。中风病的病位浅深和病情轻重，按《金匮要略》所分，有中经络和中脏腑的不同："邪在于络，肌肤不仁；邪在于经，即重不胜；邪入于腑，即不识人；邪入于脏，舌即难言，口吐涎"。中络是以肌肤麻木偏于一侧，口眼㖞斜为主，此邪中浅，病情轻。中经以半身不遂、身麻木，口眼㖞斜，言语謇涩为主症，无昏迷，病情重于中络。临床常把此两种证候合而并之，统称为"中经络"。中腑是在中经症状的基础上，伴有神志不清、意识蒙眬或嗜睡症状。中脏是以卒暴昏仆而半身不遂，神志昏愦无知，或以九窍闭塞为主症，此邪中深，病情重。因中腑、中脏皆有神志不清症状，故又统称为中脏腑。本章所谈的闭证与脱证均属于中风中脏腑类型的病证。

对于中风中脏腑的闭证，本书治疗选取了续命汤，它是古代治中风闭证的主方，有疏通表邪的作用，方中有许多辛温解表散风之药。从中仍可看出认为中风病因是"内虚邪中"观点的遗痕。中风闭证选用三化汤、稀涎散、三生饮、二陈汤、涤痰汤等；脱证选用参附汤、地黄饮子、补中益气汤、加味六君子汤、资寿解语汤等。现临床治疗中风闭证，阳闭多选用辛凉开窍、清肝息风的《局方》至宝丹加羚羊角汤（羚羊粉、石决明、代赭石、菊花、黄芩、夏枯草、钩藤、龟甲、白芍、丹皮、天竺黄、竹沥)。阴闭多选用辛温开窍、除痰息风的《局方》苏合香丸并用《济生方》涤痰汤加减。以上仅供参考使用。

【原文】

顾其名,思其义。名之曰风,明言八方之风也。名之曰中,明言风自外入也。后人议论穿凿,俱不可从。

若舍风,非其治。既名中风,则不可舍风而别治也。

【白话解】　顾名思义,中风病是一种风证,其标证可见风火相煽,来势凶猛,故若舍弃治风这一治法,就不是正确的治疗方法了。

【原文】

火气痰,三子①**备。**刘河间举五志过极,动火而卒中,皆因热甚,故主乎火,大法用防风通圣散之类,亦有引火归原,如地黄饮子之类。李东垣以元气不足而邪凑之,令人卒倒如风状,故主乎气虚,大法补中益气汤加减。朱丹溪以东南气温多湿,有病风者,非风也,由湿生痰,痰生热,热生风,故主乎湿,大法以二陈汤加苍术、白术、竹沥、姜汁之类。

不为中,名为类。中者,自外而入于内也。此三者,既非外来之风,则不可仍名为中,时贤名为类中风。

合而言,小家伎②。虞天民云:古人论中风,言其症也。三子论中风,言其因也。盖因气、因湿、因火,挟风而作,何尝有真中、类中之分。

【提要】　此几句论述了刘河间、李东垣、朱丹溪对中风病因的认识。

【注释】

① 三子：指刘河间、李东垣、朱丹溪三人。

② 小家伎：指技术水平不甚高明者，伎同"技"。

【白话解】　关于中风的病因，在金元医家中，刘河间认为是由于火盛，"动火而卒中，皆因热甚"，治疗用防风通圣之类，也有引火归原，如地黄饮子之类。李东垣认为是由于气虚，"以元气不足而邪凑之，令人卒倒如风状"，治疗用补中益气汤加减。朱丹溪则认为是痰盛，"由湿生痰，痰生热，热生风"。治疗以二陈汤加苍术、白术、竹沥、姜汁之类。"中"，自外而入内为中，火、气、痰三者所致的中风均非外来之风，所以不可仍名以中风，时贤称它为类中风，以区别风邪侵袭的真中风。虞天民（名抟，明代医家）说："古人论中风，言其症也。三子论中风，言其因也。"他认为古人论中风是说它的症状似风，刘河间等三人论中风是谈它的病因。这种把病因与症状相合而谈的说法，是比较含混的。

【原文】

瘖①**㖞斜**②**，昏仆**③**地。** 瘖者，不能言也。㖞斜者，口眼不正也。昏仆地者，不省人事，猝倒于地也。口开、目合或上视、撒手、遗尿、鼾睡、汗出如油者不治。

急救先，柔润④**次。** 柔润息风，为治中风之秘法。喻嘉言加味六君子汤、资寿解语汤甚妙。

填窍⑤**方，宗《金匮》。**《内经》云：邪害空窍。《金匮》中有侯氏黑散、风引汤，驱风之中，兼填空窍。空窍满则内而旧邪不能容，外而新风不复入矣。喻嘉言曰：仲景取药积腹中不下，填窍以息风。后人不知此义，每欲开窍以出其风，究竟窍空而风愈炽，长此安穷哉？三化汤、愈风汤、大秦艽汤皆出《机要》方中，云是通真子所撰，不知其姓名。然则无名下士，煽乱后人见闻，非所谓一盲引众盲耶。

【提要】 此段论述中风的症状和治疗原则。

【注释】

① 瘖（yīn 音）：口不能出声。

② 喎（wāi 歪）斜：指口眼不正的症状。

③ 昏仆：猝倒于地，不省人事。

④ 柔润：为治疗中风的治本之法，如柔润息风。

⑤ 窍：空窍，古人认为窍满则"内而旧邪不能容，外而新风不复入"，所以治中风病拟填窍以息风之法。

【白话解】 当中风卒发时，可见不能说话、口眼喎斜、猝倒于地、不省人事等症状，根据"急则治其标"的原则，当以急救为主（参见闭证与脱证的治疗）。当标症有所缓解，再用柔润息风之法标本兼治，可用喻嘉言的加味六君子汤或资寿解语汤。此外，还有一种填空窍的治法，可以根据《金匮要略》所述的理论原则及所列方剂治疗，如侯氏黑散、风引汤等。

附方

小续命汤 《千金》 中风总方。

麻黄去节根 人参 黄芩 川芎 白芍 炙草 杏仁 防己 桂枝 防风各一钱 附子五分，炮加生姜三片，水两杯半，先煎麻黄至二杯，入诸药，煎八分服。

古今录验续命汤　治中风风痱，身体不能自收持，口不言，昏冒不知痛处，或拘急不能转侧。方出《金匮》附方

麻黄　桂枝　当归　人参　石膏　干姜　甘草各三钱　川芎一钱五分　杏仁十三枚，又一枚取三分之一

水三杯，煎一杯，温服。当小汗，薄覆脊凭几，汗出则愈。不汗更服无所禁，勿当风。并治但伏不得卧，咳逆上气，面目浮肿。

三化汤　治热风中脏，大便不通。

大黄　羌活　枳壳各三钱

水三杯，煎八分，服。

稀涎散　治中风口噤。并治单蛾、双蛾。

巴豆六枚，分作两片　牙皂三钱，切　明矾一两

先将矾化开，入二味搅匀，待矾枯为末，每用三分吹喉中。痰盛者，灯心汤下五分，在喉即吐，在膈即下。

参附汤　元气暴脱，以此方急固其阳，可救十中一二。

人参一两　附子五钱

水二杯半，煎八分，服。此汤治肾气脱。以人参换白术名术附汤，治脾气脱；换黄芪名芪附汤，治卫气脱；换当归名归附汤，治营气脱。

三生饮　治寒风入脏，四肢厥冷，痰涎上涌。

生乌头二钱　生南星二钱　生附子三钱　木香五分　生姜五片

水二杯，煎七分。薛氏用人参一两，煎汤半杯调服。

防风通圣散　治热风卒中，外而经络手足瘛疭，内而脏

腑二便闭塞，用此两解之。较之三化汤较妥。亦为类中风实火治法。所用表药，火郁发之义也；所用下药，釜下抽薪之义也。

防风　荆芥　麻黄　薄荷　川芎　当归　白芍　白术　山栀　大黄　芒硝_{各五分}　黄芩　石膏　桔梗_{各一钱}　甘草_{二钱}　滑石_{三钱}

水二杯，加生姜三片，煎八分，服。自利去硝黄，自汗去麻黄加桂枝，涎嗽加半夏、五味。

地黄饮子　治类中风肾虚火不归原，舌强不能言，足废不能行。类中风虚火治法。

熟地　远志　山茱萸　巴戟天　石斛　石菖蒲　五味子　肉苁蓉　肉桂　麦冬　附子　茯苓_{各三钱}

加薄荷叶七叶，水二杯，煎八分，服。此方法在轻煎，不令诸药之味尽出，其性厚重，以镇诸逆；其气味轻清，速走轻窍也。

补中益气汤　治劳逸饥饱过度，致伤元气，气虚而风中之。此类中风之中虚证，更有七气上逆，亦名气中。宜越鞠丸之类。

炙芪_{二钱}　人参　白术_炒　当归_{各一钱}　炙草　陈皮_{各五分}　升麻　柴胡_{各三分}

加生姜三片，大枣两枚，水二杯，煎八分，服。

二陈汤　痰饮通剂。

陈皮_{一钱五分}　半夏　茯苓_{各三钱}　炙草_{一钱}

加生姜三片，水三杯，煎七分，服。加白术一钱，苍术二钱，竹沥四汤勺，生姜汁二勺，名加味二陈汤。治类中风痰中证，亦名湿中，以湿生痰也。加枳实、胆南星、竹茹，名涤痰汤。

加味六君子汤　治中风王道之剂。方见膈食。

加麦冬三钱为君，附子一钱为使，再调入竹沥五钱，生姜汁二钱，以行经络之痰。久服自愈。

资寿解语汤喻嘉言　治中风脾缓，舌强不语，半身不遂。与地黄饮子同意，但彼重在肾，此重在脾。

防风　附子　天麻　枣仁各二钱　羚角　肉桂各八分　羌活　甘草各五分

水二杯，煎八分，入竹沥五钱，姜汁二钱五分，服。

喻嘉言治肾气不荣于舌本，加枸杞、首乌、生地、菊花、天冬、石菖蒲、元参。

侯氏黑散《金匮》　治大风四肢烦重，心中恶寒不足者。《外台》治风癫。

菊花四两　白术　防风各一两　桔梗八钱　细辛　茯苓　牡蛎　人参　矾石　当归　川芎　干姜　桂枝各三钱　黄芩五钱

上十四味，杵为散，酒服方寸匕约有八分，余每用一钱五分，日二服，温酒调服。忌一切鱼肉、大蒜，宜常冷食，六十日止，热即下矣。

风引汤《金匮》　除热瘫痫。治大人风引，小儿惊痫瘛疭，日数十发。

大黄　干姜　龙骨各一两　桂枝一两五钱　甘草　牡蛎各一两　寒水石　赤石脂　石膏　滑石　紫石英　白石脂各三两

上二十味，研末，粗筛，用韦布盛之。取三指约六七钱，井花水一杯，煎七分，温服。按：干姜宜减半。

附录中风俗方杀人以示戒

俗传中风方　风症以攻痰为大戒。凡人将死之顷，皆痰声辘辘，不独中风一症。元阳无主，一身之津血俱化为痰。欲攻尽其痰，是欲攻尽其津血也。故录此以为戒。

胆南星寒腻大伤胃气，且能引痰入于心包、肝、胆以成痼疾。制一二次者力尚轻，若九制则为害愈酷　枳壳耗散元气，痰盛得此暂开少倾，旋而中气大泛，痰涎如涌　石菖蒲能开心窍，心窍开则痰涎直入其中，永无出路　半夏此药虽能降逆开结，但与胆星同用，未免助纣为虐　秦艽　羌活　天麻　羚角　防风　钩藤钩以上六味虽风证所不忌，但无要药以主持之，亦徒成糟粕无用之物　天竺黄真者难得，然亦治火痰之标品　僵蚕虽祛风之正药，但力薄不足持　牛黄虽为风痰之妙药，然与胆南星、石菖蒲、枳壳同用，则反引痰入心窍，驱之弗出矣　竹沥以姜汁和之，虽能驱经络之痰，而与胆星等同用，不得中气之输布，反致寒中败胃之患　甘草虽为元老之才，但与诸药同用，小人道长，君子道消，亦无如之何矣

以上诸品，或作一方，或分为二三方，患者误服之，轻者致重，重者而死。即幸免于死，亦必变为痴呆及偏枯无用之人矣。戒之。

虚痨第三

【原文】

虚痨病①**，从何起**。咳嗽、吐血、五心烦热、目花、耳鸣、口烂、鼻干、气急、食不知味、羸瘦、惊悸、梦遗、往

来寒热、怠惰、嗜卧、疲倦、骨蒸、不寐、女子不月等症，皆成痨病。

七情②**伤，上损**③**是**。扁鹊谓损其阳自上而下。一损肺、二损心、三损胃。过于胃则不可治。其说本于《内经》：二阳之病发心脾，有不得隐曲，为女子不月。按：心脾上也，至不得隐曲，女子不月，则上极而下矣。

归脾汤，二阳④**旨**。即《内经》二阳之病发心脾之旨也。此方为养神法；六味丸为补精法。高鼓峰并用之。

【提要】　本段谈论虚劳的成因和常见病症。上损包括损伤心、肺、胃，七情伤人易于导致上损，治疗可以用归脾汤和六味地黄丸。养心脾养神用归脾汤，补精用六味地黄丸。

【注释】

① 虚痨病：虚痨是以脏腑元气亏损，精血不足为主要病理过程的一类慢性虚衰性病证的总称。

② 七情：中医学病因之一，即喜、怒、忧、思、悲、恐、惊七种过激情志，因其致病多直接伤及内脏，故又称"内伤七情"。

③ 上损：是指心、肺、胃的虚损病。《难经》认为，损其阳自上而下，一损肺（劳嗽），二损心（盗汗），三损胃（食减），四损肝（郁怒），五损肾（淋、漏）。并指出：自上而损者，过于胃不可治。

④ 二阳：源出《内经》："二阳之病发心脾，有不得隐曲，女子不月。"王冰注说："二阳，谓阳明大肠及胃之脉也。"意思是说，忧思劳伤心脾过度则阳明胃肠受伤，食少

不化，可引起气血不足的虚损病，女子可见月经稀少甚或闭经的病症。

【白话解】　虚劳病是由于什么原因而引起的呢，七情内伤是一个很重要的病因，伤于七情多导致损伤肺、心、胃的上损证。对此，早在《内经》中就有过"二阳之病发心脾，有不得隐曲，女子不月"的记载，治疗可用补益心脾的归脾汤。

【原文】

下损[①]**由，房帏逐**[②]。扁鹊谓损其阴自下而上。一损肾、二损肝、三损脾。过于脾则不可治。其说本于《内经》：五脏主藏精也，不可伤。伤则失守而无气，无气则死矣。精生于五脏，而统司于肾。如色欲过度，则积伤而下损。至于失守无气，则下极而上矣。

伤元阳[③]，**亏肾水**[④]。肾气即元阳也。元阳伤，为困倦、食少、便溏、腰痛、阳痿等症。肾水即元阴也。元阴亏，为蒸热、咳嗽、吐血、便血、遗精、喉痛、口疮、齿牙浮动等症。

肾水亏，六味拟。六味地黄丸为补肾水之主方。景岳左归饮、左归丸亦妙。推之三才汤、八仙长寿丸、都气丸、天王补心丹，皆可因症互服。

元阳伤，八味使。崔氏肾气丸，后人为八味地黄丸立方之意。原为暖肾逐水，非补养元阳。明薛立斋及赵养葵始用以温补命火。时医遂奉为温补肾命之主方。景岳左归饮、左归丸皆本诸此。如火未大衰者，以还少丹代之。阳虚极者宜近效白术汤。

各医书，伐止此。苦寒败胃，及辛热耗阴，固无论已，即六味、归脾，何尝非流俗之套法。

【提要】　本段论述下损（肝脾肾虚损）的病因、症状、病机和治疗。

【注释】

①下损：是指肾、肝、脾的虚损病。《难经》认为，损其阴自下而上，一损肾（遗精、闭经），二损肝（胁痛），三损脾（胀、泻），四损心（惊悸、不寐），五损肺（喘咳）。并指出：自下而损者，过于脾不可治。

②房帏迩：帏，指帐子，如床帏、窗帏等。迩，音耳，近。房帏迩，指房室过度。

③伤元阳：元阳即肾阳，又有真阳、真火之称。肾阳是人体阳气的源泉。肾所藏之阴精，均需肾阳的温养，才能发挥其滋养体内各脏腑组织器官和繁衍后代的作用。特别是后天脾胃之火须得肾阳之温煦才能更好地发挥运化作用。肾主一身之阳，肾阳不足则一身阳气皆虚，主要症状有身寒、怕冷、四肢末梢不温、滑精、阳痿、夜尿频等，甚则肾阳虚衰，更见精神萎靡、腰膝冷痛、五更泄泻或水肿、脉沉迟微弱等。

④亏肾水：肾水指肾脏本身的阴液（包括肾精），又称肾阴、元阴、真水等。如肾水不足，则肾阳就失其涵养，可出现相对阳亢的相火妄动之证，如骨蒸劳热、五心烦热、咳嗽、盗汗、吐血、口干咽痛、遗精等症状。

【白话解】　下损病证的出现，多由于房劳过度所致。房劳过度常会使肾中的元阳元阴受损。如伤损肾阴为主，可用六味地黄丸治疗，也可用张景岳的左归饮。如伤损肾阳为主，就应使用八味地黄丸，或右归饮。在各种医书中，治疗虚劳病的大法，至今还停留在这个水平。

【解读】　虚损病分为上损、下损，源自《难经》。十四难对虚损病的虚损程度及证候演变做了阐述：一损损于皮毛，皮聚而毛落；二损损于血脉，血脉虚少，不能荣于五脏六腑也；三损损于肌肉，肌肉消瘦，饮食不能为肌肤；四损损于筋，筋缓不能自收持；五损损于骨，骨痿不能起于床。反此者，至脉之病也。从上下者，骨痿不能起于床者死；从下上者，皮聚而毛落者死。这实际上是指出虚劳病的病势演变，自上而下为肺心脾肝肾；自下而上则相反。后世午多医家论虚劳分上损、中损、下损，辨自上而下或自下而上的虚损之异，皆渊于此。

【原文】

甘药调，回生理。扁鹊云：针药莫治者，调以甘药。仲景因之。喻嘉言曰：寿命之本，积精至刚。然精生于谷，谷入少则不能生血，血少则不能化精。《内经》云：精不足者，补之以味。味者五谷之味也，补以味而节其劳，则积贮渐富，大命不倾也。

建中汤，《金匮》轨。小建中汤及加黄芪、加人参、加当归、加白术等汤，皆急建其中气。俾饮食增而津液旺，以至充血生精，而复其真阴之不足。但用稼穑作甘之本味，而酸辛苦咸在所不用。盖舍此别无良法也。按：炙甘草汤即此汤化为润剂。喻氏清燥汤即此汤化为凉剂。

【提要】　本段论述治疗虚劳病的用药原则，即宜用甘味的药来补虚，方如小建中汤。

【注释】

① 甘药：中药药味分为五味，即辛、甘、酸、苦、咸。甘味药物具有补益、和中、缓急的作用。一般用于治疗虚损病症的滋补强壮药，如党参、熟地黄、黄芪等，和中缓急、调理药性的药物，如甘草、大枣、饴糖等皆具甘味。

【白话解】 脾胃的五行属性为土，土的属性为稼穑，意为化生万物。脾胃为人体气血生化之源。根据"虚者补之""劳者温之"的治疗原则，调治虚劳病症应用稼穑作甘之本味，急建中气，这是治疗虚劳挽救生命的根本办法。《金匮要略》所载的小建中汤就是温中补虚，和里缓急的典型方剂。

【原文】

薯蓣^①**丸，风气**^②**弭**^③。《金匮》薯蓣丸，自注云：治虚痨诸不足，风气百疾。

䗪虫丸，干血^④**已**。《金匮》大黄䗪虫丸，自注治五痨诸伤，内有干血，肌肤甲错。

二神方，能起死。尤在泾云：风气不去则足以贼正气，而生长不荣以薯蓣丸为要方。干血不去，则足以留新血，而灌溉不周以䗪虫丸为上剂。今之医辈，能梦见此二方否？

【注释】

① 薯蓣：即山药。其性平味甘，具有补脾胃，益肺肾的功效。

② 风气：指虚痨病者外感风邪。

③ 弭（mǐ 米）：平息。此处作痊愈讲。

④ 干血：即干血痨，虚痨证候之一。此病多见于妇女，

主要症状有面目黯黑，血亏液枯，肌肤枯干而粗糙，肌肉消瘦，骨蒸潮热，盗汗，口干颧红，头痛易惊，月经涩少或经水久闭。此证是由于血枯血瘀于内，积久不愈，肝肾亏损，新血难生所致。

【白话解】 薯蓣丸可用于治疗虚痨不足，抵抗力薄弱，复受风邪侵袭所致的疾病。大黄䗪虫丸可治干血致虚的痨伤。张仲景在《金匮要略》中首次阐发了干血致虚致瘀的病因病机，并创立了化瘀生新的大黄䗪虫丸方剂，对后世启迪很大。薯蓣丸和大黄䗪虫丸这两张方子，对治疗虚劳病和干血痨病是具有起死回生奇功的。

【解读】 虚劳是以脏腑元气亏损，精血不足为主要病理过程的一类慢性虚衰性病症的总称。常因禀赋不足，后天失调，体质薄弱，或诸病失治，病久失养，或积劳内伤，形神过耗，渐至元气亏损，精血虚少，脏腑功能衰退，气血生化不足所致。本病临床表现复杂，可因虚损之部位、性质及其轻重不同，而出现不同的证候和传变过程，但总以病势缠绵，诸虚不足为特点。虚劳病程中常形成五脏交亏、相互传变的病机变化，但以脾肾为主导环节。治疗上除应注意脏腑病位，阴阳气血，标本顺逆外，尤其应重视调理脾胃，根据病情的轻重，病势的缓急，给予不同的补法。气虚多见肺脾肾虚，可用张仲景的薯蓣丸。虚而有瘀血内阻所致的多种疾病可用张仲景的大黄䗪虫丸。此方现在中医临床用于治疗多种疾病，如妇女月经量少、闭经，脂肪肝、肝硬化、乳腺增生、高脂血症等。

对于虚劳病的治疗，陈修园推荐多个有效方剂。如归脾

汤、六味地黄丸、八味地黄丸、小建中汤、炙甘草汤、清燥
救肺汤、金匮薯蓣丸、大黄䗪虫丸等，都是现在临床常用而
有效的方剂。补心脾的是归脾汤、小建中汤、炙甘草汤，其
中归脾汤是后天补养第一方。润燥补肺的是清燥救肺汤。补
肾的是六味地黄丸、八味地黄丸。化瘀血的是大黄䗪虫丸。
诸虚不足用金匮薯蓣丸。

附方　虚劳方

归脾汤　此方为补养后天第一药。治食少、不眠、怔
忡、吐血、下血、大便或溏或秘、妄梦、健忘、七情所伤,
遗精、带浊及女子不月等证。

炙芪_{三钱}　人参　白术_蒸　枣仁_{炒黑}　当归身　龙眼肉　茯
神_{各二钱}　木香_{五分}　炙草_{一钱}　远志_{五分，去心}

水三杯，煎八分，温服。高鼓峰去木香，加白芍一钱五
分，甚妙。咳嗽加麦冬二钱，五味七分；郁气加贝母二钱；
脾虚发热加丹皮、栀子。

六味地黄丸　壮水之主，以制阳光。凡一切吐血、下
血、咳嗽、不眠、骨蒸、遗精、淋浊，属于阴虚者，无不统
治之。

熟地_{八两}　山萸肉_{四两}　怀山药_{四两}　丹皮　茯苓　泽泻
_{各三两}

研末，炼蜜为丸如桐子大，晒干，每服三钱，淡盐汤送
下，一日两服。加五味子名都气丸，加麦冬名八仙长寿丸，
治咳嗽。本方两改为钱，水煎服，名六味地黄汤。

八味地黄丸　益火之源，以消阴翳。治腰膝无力，饮

食不进，肿、胀、疝、瘕，阳痿、遗精。带、浊属于元阳虚者，无不统治之。

即六味丸加附子、肉桂_{各一两}。本方去附子，名七味丸，能引火归原。本方去附子加五味子，名加减八味丸，治大渴不止。本方加牛膝、车前子，名济生肾气丸_{俗名金匮肾气丸}，治水肿喘促。本方两减为钱，水煎服，名八味汤。

小建中汤_{仲景}　此方为治虚痨第一方，今人不讲，久矣！凡痨证必有蒸热，此方有姜桂以扶心阳，犹太阳一出，则爝火无光，即退热法也。凡痨证必饮食日少，此方温脾，即进食法也。凡痨证必咳嗽，此方补土以生金，即治嗽法也。凡痨证多属肾虚，此方补脾以输精及肾，所谓精生于谷也。今人不能读仲景书，反敢毁谤圣法。徒知生脉、六味、八味、归脾、补中及款冬、贝母、玉竹、百合、苏陈酱、地黄炭之类，互服至死，诚可痛恨。

生白芍_{三钱}　桂枝_{一钱五分}　炙草_{一钱}

加生姜一钱五分，大枣二枚，水二杯，煎八分，入饴糖三钱五分，烊服。加黄芪二钱，名黄芪建中汤，治虚劳诸不足。饱闷者去大枣，加茯苓二钱；气逆者加半夏一钱五分。此方人参、当归、白术，俱随宜加之。

金匮炙甘草汤　肺燥、肺痿、咽痛、脉代等证。

生地_{四钱}　桂枝木_{一钱}　阿胶_{一钱五分}　炙草_{二钱}　人参_{一钱}　麦冬_{二钱五分}　枣仁_{原方火麻仁一钱五分}

加生姜一钱，大枣二枚，水一杯，酒半杯，煎八分，服。

喻嘉言清燥救肺汤　治燥气郁而成痿。

桑叶_{经霜者，去蒂，三钱}　人参_{一钱}　石膏_{二钱三分，研}　杏仁_去

皮尖，一钱二分　甘草一钱二分　麦冬一钱　枇杷叶去毛，蜜炙，一钱三分　黑芝麻一钱五分，炒，研

水二杯半，煎八分，热服。痰多加贝母三钱，或加梨汁半盏。

金匮薯蓣丸　治虚痨诸不足，风气百疾。

薯蓣三十分　当归　桂枝　曲　干地黄　豆黄卷各十分　甘草二十八分　人参　阿胶各七分　川芎　芍药　白术　麦冬　杏仁　防风各六钱　柴胡　桔梗　茯苓各五分　干姜三分　白蔹二分　大枣百枚，为膏

上二十一味，末之，炼蜜和丸，如弹子大，空腹酒送服一丸。一百丸为剂。分，去声。古以二钱半为一分。

金匮大黄䗪虫丸　治五劳虚极羸瘦，腹满不能饮食，食伤、忧伤、房室伤、饥伤、劳伤、经络荣卫伤。内有干血，肌肤甲错，目黯黑缓中补虚。

大黄十分蒸　黄芩二两　甘草三两　杏仁一升　芍药四两　桃仁一升　干漆二两　干地黄十两　虻虫一升　水蛭一百个　蛴螬一升　䗪虫半升

上十二味，末之，炼蜜丸如小豆大，酒服五丸，日三服。

愚按：以搜虫之品，为补血之用。仿于《内经》四乌鲗骨一蔍茹丸。张路玉以此丸药料及鲍鱼入绒毛鸡腹内，黄酒、童便煮烂，汁干，将鸡去骨取肉，同诸药悬火上烘干为末，加炼蜜为丸，每服二钱，以黄酒送下，日三服，代䗪虫丸，甚安。

咳嗽第四

【原文】

气上呛①，咳嗽②生。《内经》云：五脏六腑皆令人咳，不独肺也。然肺为气之市，诸气上逆于肺，则呛而咳。是咳嗽不止于肺，而亦不离于肺也。

肺最重，胃非轻。《内经》虽分五脏诸咳，而所尤重者在聚于胃关于肺六字。盖胃中水谷之气，不能如雾上蒸于肺，而转漑诸脏，只是留积于胃中。随热气而化为痰，随寒气而化为饮。胃中既为痰饮所滞，则输肺之气亦必不清，而为诸咳之患矣。

【提要】 本段论述了咳嗽产生的原因，主要是由于外邪袭肺和内伤脏腑，病变传至肺脏，导致肺失宣降而成。强调五脏六腑皆能令人咳嗽，但是肺胃为重点。

【注释】

① 呛：气向上逆。

② 咳嗽：肺系疾患的常见病症。无论外感还是内伤，凡导致肺失宣降时，均可使肺气上逆而引起咳嗽。金代著名医家刘河间在《素问病机气宜保命集·咳嗽论》中说："咳谓无痰而有声，肺气伤而不清也；嗽谓无声而有痰，脾湿动而为痰也；咳嗽谓有痰而有声，盖因伤于肺气，动于脾湿，咳而为嗽也。"他指出了咳嗽与肺气、脾湿的关系，但究之临床，很难将二者截然分开，故一般均通称咳嗽。

【白话解】 肺气上逆使人作呛，就会发生咳嗽。咳嗽的病变部位主要在肺，故以肺的症状为最重。无论是外邪侵袭，还是内伤脏腑病变传至肺脏，导致肺失宣降，均可引起咳嗽。故陈修园说："《内经》云五脏六腑皆令人咳，不独肺也。然肺为气之市，诸气上逆于肺，则呛而咳。是咳嗽不止于肺，而亦不离于肺也。"咳嗽除了与肺关系最为密切外，还与胃有关，《素问·咳论》说五脏六腑之咳"皆聚于胃，关于肺"，认为胃为五脏六腑之海，而肺主气为百脉之朝会，故脏腑受邪，必聚于胃，并循肺脉而影响于肺。

【原文】

肺如钟，撞则鸣。肺为脏腑之华盖。呼之则虚，吸之则满。只受得本然之正气，受不得外来之客气。客气干之则呛而咳矣。亦只受得脏腑之清气，受不得脏腑之病气。病气干之，亦呛而咳矣。肺体属金，譬若钟然，一外一内，皆所以撞之使鸣也。

风寒入，外撞鸣。经云：微寒微咳。可见咳嗽多因于风寒也。风从皮毛而入于肺，寒从背俞而入于肺，皆主乎外也。后注虽言热、言湿、言燥，令不自行。亦必假风寒以为之帅也。

痨损积①，内撞鸣。痨伤咳嗽，主乎内也。二者不治至于咳嗽失音，是金破不鸣矣。

【提要】　本段对咳嗽进行了虚实的分类。实证多因感受风寒，或者他邪，如热、湿、燥等假风寒侵袭人体，由皮毛入肺而致。虚证多由肺脾两虚、肾精不足等导致。咳嗽失音称为不鸣，有金实不鸣和金破不鸣之分。

【注释】

① 痨损积：痨，泛指虚痨、痨瘵之类的疾病。损，指虚损病。积，指日积月累，经久不愈的各种疾病。痨损积，泛指各种慢性虚损性疾病。积聚通常指的是体内有肿块，积为有形，结块固定不移，痛有定处，瘀在血分。聚为无形，结块聚散无常，痛无定处，瘀在气分。此处的积应该指的是久病。

【白话解】"肺为脏腑之华盖……只受得本然之正气，受不得外来之客气。客气干之则呛而咳矣；亦只受得脏腑之清气，受不得脏腑之病气，病气干之，亦呛而咳矣。"（陈修园自注语）这就是说，无论外感还是内伤，凡肺脏受到不良刺激，都可产生咳嗽。肺体属金，就好像一口钟一样，受到撞击就会发生鸣响。若风寒外邪袭肺引起的咳嗽，就好像钟由外面撞响了一样；如果是由于慢性痨损病引起的咳嗽，就好像钟从里面撞响了似的。若是咳嗽失音，实证为金实不鸣，虚证为金破不鸣。

【原文】

谁治外，六安①**行**②。六安煎虽无深义，却亦平稳。然外感诸咳，当辨风热、风燥二症。如冬时先伤非节之暖，复加风寒外遏，以致咳嗽、痰结、咽肿、身重、自汗、脉浮者，风热也，宜葳蕤汤辛润之剂。切勿辛热发散。而风燥一症，辨治尤难。盖燥为秋气，令不独行，必假风寒之威，而令乃振咳乃发也。《内经》只言秋伤于湿，何也？以长夏受湿土郁蒸之气，随秋令收敛，伏于肺胃之间，直待秋深燥令大行，与湿不能相容，至冬而为咳嗽也。此症有肺燥、胃湿两难分解之势。唯《千金》麦门冬汤、五味子汤独得其秘，后人以敛散不分，燥润杂出，弃之。昧之甚也。

谁治内，虚痨程③。宜于虚痨门择其对症之方。审是房痨伤精则补精；审是思郁伤脾则养神。

【提要】 本段论述风寒咳嗽的病机和临床常见症状，燥咳的病机和治法方药，以及虚劳咳嗽的具体治疗原则。房痨伤精则补精，思郁伤脾则养神。

【注释】

① 六安：指六安煎，张景岳方。

② 行：同类的意思。

③ 程：大法、原则。

【白话解】 用什么方剂来治疗外感风寒所致的咳嗽呢？用六安煎这一类的方药即可。用什么方剂来治疗内伤咳嗽呢？那就应当按照治疗虚痨病的法则来选取适当的方药。

【解读】 外感咳嗽多因外邪袭肺，肺失宣降所致，治疗应以祛邪为主，兼以宣肺止咳。风寒咳嗽治宜辛温发散，方用六安煎。风热咳嗽治宜疏风清热，方用桑菊饮。如原有内热，复受风寒，治宜辛润解表，方用葳蕤汤。燥邪伤肺治宜润肺止咳，温燥用桑杏汤、麦门冬汤；凉燥用止嗽散。内伤咳嗽，病程一般较长，虚证居多，有先病在肺而波及他脏，也有他脏先病传及于肺。治疗总以调理脏腑为主。正虚邪恋者，当祛邪止咳，兼以扶正；正虚为主者，当根据虚之所在而补之。至于虚痨咳嗽，乃是咳嗽病证中最为严重难治的一类，宜于选择虚痨门所对症之方，若是房痨伤精则补精，若是思郁伤脾则养神。

【原文】

挟水气①，**小龙平**。柯韵伯治咳嗽，不论冬夏，不拘浅深，但是寒嗽俱用小青龙汤多效。方中驱风散寒，解肌逐水，利肺暖肾，除痰定喘。攘外安内，各尽其妙。盖以肺家沉寒痼冷，非麻黄大将不能捣其巢穴，群药安能奏效哉？

【提要】　本段论述内有停饮，又有风寒束表咳嗽的治法及方剂。强调小青龙汤散寒解肌、除痰定喘，治疗寒嗽多有良效。

【注释】

① 水气：指内有痰饮停留。

【白话解】　挟水气的外感风寒咳嗽痰喘，其主要症状与风寒证相同，但见咳逆上气、胸闷气急、舌质淡红、苔薄白滑利、脉浮紧或弦滑，此证是由于风寒外束，内有停饮，肺失宣降所致，治疗除疏散风寒以解表邪外，还应温化寒饮以逐内患，攘外安内，方用小青龙汤加减。

【原文】

兼郁火①，**小柴清**。寒热往来咳嗽者，宜去人参、大枣、生姜，加干姜、五味治之。

【提要】　本段论述咳嗽兼肝郁化火证的治法及方剂。

【注释】

① 郁火：肝气不舒，郁而化火，症见口苦咽干，胸胁胀痛不舒。

【白话解】　若寒热往来、咳嗽兼有郁火的，可用小柴胡汤加减清热解郁。宜用小柴胡汤去人参、大枣、生姜，加干姜、五味子治之。

【原文】

姜细味①，**一齐烹**②。《金匮》治痰饮咳嗽，不外小青龙汤加减。方中诸味，皆可去取，唯细辛、干姜、五味不肯轻去。即面热如醉，加大黄以清胃热，及加石膏、杏仁之类，总不去此三味，学者不可不深思其故也。徐忠可《金匮辨注》有论。

长沙法，细而精。《金匮》痰饮咳嗽治法，宜熟读之。

【提要】　本段论述了张仲景治疗痰饮咳嗽时常用干姜、细辛、五味子三味药，这一现象是十分值得重视和研究的。

【注释】

① 姜细味：指干姜、细辛、五味子。

② 烹：煎、熬。

【白话解】《金匮要略》治痰饮咳嗽，不外小青龙汤之类，方中各药，都可随症加减，唯有细辛、干姜、五味子三味药物不肯轻去，这一现象其中必有奥秘之处。张仲景治疗痰饮咳嗽的大法与方药是十分精细的，即使面热如醉，加大黄以清胃热，及加石膏、杏仁之类，总不去细辛、干姜、五味子这三味药，学者不可不深思其故。

陈修园提出，一切咳嗽都可用小青龙汤，并应该随患者病症的寒热虚实进行加减用药。其他咳嗽用药如下：外感咳嗽，用张景岳的六安煎。治发热咳嗽，用加减小柴胡汤。燥咳咳唾有血，用五味子汤、麦门冬汤。

附方　咳嗽诸方

六安煎景岳　治外感咳嗽。

半夏二钱　陈皮一钱五分　茯苓二钱　甘草一钱　杏仁二钱，去皮尖　白芥子一钱，炒，研

加生姜七片，水煎服。寒甚加细辛七分。愚每用必去白芥子，加五味子、干姜、细辛。

小青龙汤　治一切咳嗽。方见伤寒。方中随寒热虚实加减。唯细辛、干姜、五味三药不去，读《金匮》者自知。

加减小柴胡汤　治发热咳嗽。

柴胡四钱　半夏二钱　黄芩　炙草各一钱五分　干姜一钱　五味子八分

水二杯半，煎一杯半，去滓，再煎八分，温服，一日二服。

五味子汤《千金》　治伤燥咳唾中有血，牵引胸胁痛，皮肤干枯。

五味子五分，研　桔梗　甘草　紫菀绒　续断　竹茹　桑根皮各一钱　生地黄二钱　赤小豆一撮，即赤豆之细者

上九味，水煎，空心服，《秘旨》加白蜜一勺。

愚按：赤豆易生扁豆五钱，囫囵不研，最能退热补肺，但有寒热往来忌之，去续断、赤豆、地黄，加葳蕤、门冬、干姜、细辛亦妙。

麦门冬汤《千金》　治大病后火热乘肺。咳唾有血，胸膈胀满，上气羸瘦，五心烦热，渴而便秘。

麦门冬二钱，去心　桔梗　桑根皮　半夏　生地黄　紫菀绒　竹茹各一钱　麻黄七分　甘草五分，炙　五味子十粒，研　生姜一片

上十一味，水煎，空心服。

疟疾第五

【原文】

疟^① **为病，属少阳**^②。少阳为半表半里，邪居其界，入与阴争则寒，出与阳争则热。争则病作，息则病止。止后其邪仍据于少阳之经。

寒与热，若回翔。寒热必应期而至。

【提要】 本段论述疟疾的辨证和主症。

【注释】

① 疟：即疟疾，是由于疟邪、瘴毒或风寒暑湿之气侵袭人体，伏于少阳，出入营卫，正邪相争，表现出以毛孔栗起，寒战鼓颔，寒罢则一身壮热，体若燔炭，头痛，烦渴，而后汗出，热退身凉，如此寒热往来，反复发作，间日一作或一日一发，或三四日发为临床特征的疾病。

② 少阳：经脉名称，其位置在半表半里，居于太阳和阳明之间。少阳病的典型症状是寒热往来，口苦，咽干，目眩，胸胁苦满等。

【白话解】 疟疾是属于中医学半表半里的少阳经的病证。它的临床症状常常是先冷一阵后热一阵，冷时"汤火不能温"，热时"冰水不能寒"，这种寒热往来就好像鸟儿在空中盘旋一样飞来飞去，循环往复。

【解读】 关于疟疾寒热往来的发生机制，中医学认为，当疟邪、瘴毒等致病邪气侵入人体后，伏于半表半里的少阳之界，出入营卫之间，入与阴争则恶寒，出与阳争则发热，正邪交争则寒热往来。若正邪相离，邪气藏伏，不与正相争，则寒热休止。

【原文】

日一发，亦无伤。邪浅则一日一作，邪深则二日一作。

三日作，势猖狂。疟三日一作，时医名三阴疟，留连难愈。

【提要】　本段论述一日疟和三日疟有邪气轻重的不同。三日疟病情较重。

【白话解】　如果疟疾一日发作一次，说明邪浅病势轻。若邪深病重，则二日三日发作一次。

【解读】　本段论述了疟疾发作的时间与病情轻重的关系。根据发作间隔的时间疟疾可分为一日疟、间日疟、三日疟等。对于这种差异的产生，中医学认为，邪在阳分病浅则发作日早，邪陷阴分病深则发作日迟。如明代李梴说："阳为腑邪浅，与荣卫并行，一日一发；阴为脏邪深，横连募原，不能与正气并行，故间日蓄积乃发，或三四日一发。"（《医学入门·暑类·疟》）

【原文】

治之法，小柴方①。以小柴胡汤为主。初起俗忌人参，姑从俗而去之，加青皮一钱。

热偏盛，加清凉。小柴胡汤加知母、天花粉、石膏、黄连之类。随宜择用。

寒偏重，加桂姜。加干姜、桂枝。甚者加附子、肉桂。

邪气盛，去参良。身热者，小柴胡汤去人参加桂枝一钱。服后，食热粥，温覆取微汗。

常山② **入，力倍强。** 小柴胡汤加常山二三钱。俗云：邪未净不可用常山以截之。不知常山非截邪之品，乃驱邪外出之品。仲景用其苗，名曰蜀漆。

【注释】

① 小柴方：即小柴胡汤，为治疗正疟的代表方。

② 常山：是一味具有长期应用历史的抗疟中药，性味苦、辛，微温，有小毒。它的主要功能为截疟。

【白话解】 治疗正疟（典型疟疾），小柴胡汤是一般常规首选的方剂。如果发作时以热偏盛，可在此方中加入清凉性的药物，如知母、天花粉、石膏、黄连之类。如发作时以寒偏重，则可加入桂枝、干姜等温热性药物。如邪气太盛，患者正气尚足，则应去人参加常山，可使祛邪力量倍增。

【原文】

大虚者，独参汤。 虚人久疟不愈，以人参一两生姜五钱，水煎，五更服，极效。贫者以白术一两代之，热多者以当归代之。

单寒牝①**，理中匡**②**。** 单寒无热，名曰牝疟。宜附子理中汤加柴胡治之。

单热瘅③**，白虎详。** 单热无寒，名曰瘅疟。或先热后寒，名曰热疟。俱宜以白虎汤加桂枝治之。时医以六味汤加柴胡、芍药治之。

【提要】 此二段论述了疟疾中虚人久疟不愈、单寒无热的牝疟，单热无寒的瘅疟或先热后寒的热疟的具体治疗方药及加减法。

【注释】

① 牝（pìn 聘）：雌性的、阴性的。牝疟，以发作时寒战较重，甚或但寒无热，面色淡白，脉沉迟为特征。多因元阳素虚或痰饮内伏所致。

② 匡：救治、扶助。

③ 瘅（dàn 但）：热气盛之意。故瘅疟又称温疟，以发作时但热不寒、烦躁气粗、胸闷欲呕、舌红苔黄、脉弦数为特征。多因素体阳盛或暑邪内蕴、里热炽盛所致。

【白话解】 对于正气十分虚弱的疟疾患者，需用独参汤来大补元气，以提高抗病能力。对于只发冷不发热的牝疟，可用理中汤加附子、柴胡治疗。如果是仅发热不发冷的瘅疟，治疗宜用白虎汤加桂枝。

【解读】 牝疟、瘅疟等的产生，多由于体质差异或兼感时令邪气所致。一般说，感受疟邪而不兼感时令邪气，多表现为正疟。如素体阳盛，暑邪内蕴，则形成瘅疟。素体阳虚，内有停饮或复感寒气，则发为牝疟。此外，还可因患者体质差异或兼挟因素的不同，形成其他证型的疟疾，如湿疟、劳疟、疟母、虚疟等。虚实寒热不同，治法不同。

【原文】

法外法①**，辨微茫**②。以上皆前医之成法。更法外有法，不可不辨而治之。

消阴翳，制阳光③。热之不热，是无火也。益火之源，以消阴翳。寒之不寒，是无水也。壮水之主，以制阳光。

太仆④**注，慎勿忘**。王太仆消阴制阳等注，千古不刊之论。赵养葵遵之，以八味丸益火之源，六味丸壮水之主。久疟多以此法收功。

【提要】　此段论述除了治疟的常规方药，以及一些其他治法，对一些阳虚或阴虚疟疾的治疗，应仔细研读王冰的注释，按照阳虚温阳、阴虚滋阴去治疗。

【注释】

① 法外法：指那些常规治法以外的其他疗法。

② 微茫：模糊不清的意思。

③ 消阴翳，制阳光：阴翳，翳是遮蔽的意思。阴翳，即阴云，比喻一派阴寒之象。阳光，炎热的日光，比喻一派阴虚火热之象。语出王冰注《素问》："热之不热，是无火也，益火之源以消阴翳。寒之不寒，是无水也，壮水之主以制阳光。"指出了阴虚热证、阳虚寒证的治疗原则。原文的意思是，寒证用温热药治疗后仍寒气不除，说明不是实寒，而是命门之火不足的虚寒证，治疗应用温补肾阳的药物来补益火的源泉，以消除阳虚阴寒之象。热证用寒凉药物治疗后热象仍不除，说明不是实热，而是体内阴液干涸的缘故，治疗应用滋养肾阴的药物来壮水之主，以制约阴虚火旺的虚热病症。

④ 太仆：即王冰，曾官任太仆令，故又尊称为王太仆，号启玄子。王氏认为《素问》的"世本纰缪，篇目重叠，前后不伦，文义悬隔"，乃"精勤博访，历十二年"，"兼旧藏之卷，合八十一篇"，于公元 762 年撰成注《黄帝内经素问》二十四卷，是继全元起注《黄帝内经素问》后又一次整理注释，世称次注《黄帝内经素问》。在本书中，王冰做了

不少发挥，对中医学基本理论的理解、继承和发展有很大贡献。

【白话解】 以上列举了一些治疗疟疾的常用方药。此外，还有一些其他疗法，应根据具体情况深入仔细地进行辨治。特别是对于一些阴虚火旺、阳虚阴盛的病症，尤要注意辨清虚实寒热，分别用滋补肾水和温补命火的方法治疗，勿犯虚虚实实之戒。对于这个问题，王冰在次注《黄帝内经素问》一书中已有精辟的注解，医者要时刻慎记在心，切勿遗忘。

附方 疟疾方

小柴胡汤_{方见伤寒} 一切疟病俱治。

痢症第六

【原文】

湿热伤，赤白痢①。汪讱庵论痢，专主湿热。其症里急后重，腹痛欲便不便，脓血秽浊，或白或赤，或赤白相半。

热胜湿，赤痢②**渍**。胃为多气多血之海。热，阳邪也。热胜于湿，则伤胃之血分而为赤痢。

湿胜热，白痢③**坠**。湿，阴邪也。湿胜于热，则佐胃之气分而为白痢。赤白相半，则为气血两伤。

调行箴④，**须切记**。行血，则脓血自愈；调气，则后重自除。此四句为治初痢之格言，须切记之。

【提要】　本段谈痢疾的病机、分类、临床症状特点和治疗原则。痢疾，包括湿热俱盛而致的赤白痢，热胜于湿的赤痢，湿胜于热的白痢等。痢疾初期的治疗原则是行血则脓血自愈，调气则后重自除。

【注释】

① 赤白痢：下痢脓血混杂，赤白相间。

② 赤痢：下痢色红，以血为主。

③ 白痢：下痢色白，以脓或白色黏冻为主。

④ 箴：箴言，劝告之语。

【白话解】　痢疾是以腹痛、里急后重、便次增多、下痢赤白脓血为主证的疾病。这种病的形成原因多为饮食不洁，感受了湿热邪气，积于肠中而成。湿为阴邪伤在气分，湿阻气机，临床可见后重下坠。热为阳邪伤在血分，热伤血络，所以下痢以血为主。临床常以泻下物的颜色判别湿热的轻重和在气在血。湿热并重，下痢赤白；热重于湿，赤多白少；湿重于热，白多赤少。治疗痢疾的基本原则是"调气行血"，即"行血则脓血自愈，调气后重自除"。对此，必须切记在心。

【原文】

芍药汤，热盛饵①。芍药汤调气行血，虽为初痢之总方，究竟宜于热症。

平胃加，寒湿试。寒湿泻痢初起者，以平胃散加干姜、泽泻、猪苓、木香治之。久而不愈，送下香连丸。

【提要】　本段论述湿热痢和寒湿痢的治疗方药。湿热痢用芍药汤，寒湿痢治疗可用平胃散加味，以燥湿运脾，行气和胃。久治不愈用香连丸。

【注释】

① 饵：药饵。此处为服用之意。

【白话解】 痢疾可因所感邪气的不同和患者体质的差异分为多种证型，临床最常见的是分为湿热和寒湿两大类。芍药汤调气行血，是治痢疾的主方，但更适于热邪较重的湿热痢疾。寒湿痢多由感受寒湿邪气或素体虚寒而成，用平胃散加干姜、泽泻、猪苓、木香治之。久治不愈的痢疾用香连丸，清热燥湿、行气止痛。

【原文】

热不休，死不治①。方书云：痢症发热不休者，不治。

痢门方，皆所忌。凡痢症初起即发热，非肌表有邪，即经络不和。温散而调营卫，外邪一解，痢亦松去。若概以为热，开手即用痢门套方，多有陷入变剧者。

桂葛②**投，鼓邪出**。时医有发汗之戒，以其无外证而妄汗之也。若头痛、发热、恶寒，有汗宜用桂枝汤法，无汗宜用葛根汤法，鼓邪外出，然后治其痢。

外疏通，内畅遂。此二句是解所以发汗之故也。张飞畴云：当归四逆汤治痢极效。若发热而呕者，小柴胡汤、葛根黄连黄芩甘草汤；口渴下重者白头翁汤如神。甚妙。

【提要】 本段论述痢疾夹有表证者应先解表的治疗原则和具体用药。

【注释】

① 热不休，死不治：凡痢疾初起即发热，不是肌表有

邪，就是经络不和。对于这种夹有表证的痢疾治疗应先发散解表，外邪一解，痢症也就减轻了。如果先泻其热，往往会使毒邪内陷，病情转剧，甚至导致"死不治"。

② 桂葛：即桂枝汤和葛根汤，均为《伤寒论》太阳病的治疗方剂，可发汗解肌，鼓邪外出。

【白话解】   痢疾初起如见发热不停，往往是夹有表邪的缘故。有表证当先解表，所以一般治疗痢疾的方剂，这时都不宜使用。应先投桂枝汤或葛根汤，鼓邪外出，如此可使病邪从表而解，在内的病邪也就可因此而减轻。发汗后全身气机通畅，再用当归四逆汤治痢疗效甚佳。若发热兼有呕吐，可用小柴胡汤、葛根黄连黄芩甘草汤。口渴下重者，白头翁汤有神效。张飞畴为清代名医张石顽之子。

【原文】

嘉言书，独得秘。喻嘉言《医门法律》中，议论甚见透彻。

寓意①**存，补《金匮》**。喻嘉言《寓意草》中，如麻黄附子细辛汤及人参败毒散等案，却能补《金匮》所未及。

【提要】   本段论述喻嘉言治疗痢疾的用药经验。

【注释】

① 寓意：指《寓意草》，清代喻嘉言所撰。全书辑录了以内科杂病为主的疑难治案六十余则。书中载有喻氏使用人参败毒散等解表方剂治疗痢疾的经验。

【白话解】   对于痢疾夹表证的治疗，清代医家喻嘉言有深入的研究和丰富的治验。在他的著作《寓意草》中，记载了用麻黄附子细辛汤和人参败毒散等方剂治疗痢疾的验案，可以此补充《金匮要略》对痢疾治法的不足。

【解读】　痢疾与泄泻的症状多相近似，且其病因也大致相同，所以两病极易混淆，临证应注意鉴别。在症状方面，两病虽都有便次增加，但痢疾以下痢赤白黏冻脓血，里急后重，便后不爽为特点。而泄泻以大便溏薄、泻下爽利，或如稀水，完谷不化，甚至滑脱不禁为特征。在病机方面，两病虽都可有新病旧病、虚实寒热之分，也皆可涉及肝、脾、肾诸脏，然而泄泻的病机特点在于运化失常，清浊不分，关键在脾胃功能障碍。痢疾则以肠有壅滞之邪，与凝滞之气血相胶结，而成滞下为特点，关键在肠中邪滞。正如张景岳所说："泻由水谷不分，出于中焦；痢以脂血伤败，病在下焦。"

陈修园所列治疗痢疾的常用方剂为芍药汤，若小便不利加滑石、泽泻；滞涩难出，虚者倍当归、白芍，实者倍大黄；红痢加川芎、桃仁。人参败毒散微发汗升阳举陷，加陈仓米四钱，或加黄芩、黄连，屡用屡效。加仓米名仓廪汤，治噤口痢、心腹痛及胸痹。

附方　痢症方

芍药汤　行血则脓血自愈，调气则后重自除。三日内俱可服。

白芍　当归各二钱半　黄连　黄芩各一钱二分　桂四分　槟榔一钱　木香六分　甘草四分　大黄一钱，虚人不用　厚朴一钱，炙　枳壳一钱　青皮五分

水二杯，煎八分，温服。小便不利加滑石、泽泻；滞涩

难出，虚者倍归、芍，实者倍大黄；红痢加川芎、桃仁。

　　人参败毒散　喻嘉言最重此方。令微汗则阳气升，而陷者举矣。此法时医不讲。余每用此方加陈仓米四钱，或加黄芩、黄连，屡用屡效。

　　羌活　独活　前胡　柴胡　川芎　枳壳　茯苓　桔梗　人参以上各一钱　甘草一分

　　水二杯，加生姜三片，煎七分，服。加仓米，名仓廪汤，治噤口痢、心腹痛及胸痹。

心腹痛胸痹第七

【原文】

　　心胃疼[①]**，有九种**。真心痛不治。今所云心痛者，皆心胞络及胃脘痛也。共有九种，宜细辨之。

　　辨虚实，明轻重。虚者喜按，得食则止，脉无力。实者拒按，得食愈痛，脉有力。二症各有轻重。

　　痛不通，气血壅[②]。痛则不通，气血壅滞也。

　　通不痛，调和奉。通则不痛，气血调和也。高士宗云：通之之法，各有不同。调气以和血，调血以和气，通也。上逆者使之下行，中结者使之旁达，亦通也。虚者助之使通，寒者温之使通，无非通之之法也。若必以下泄为通，则妄矣。

　　【提要】　本段指出心胃部位发生的疼痛有九种。需根据症状辨别虚实寒热轻重。总而言之是通则不痛，不通则痛。

【注释】

① 心胃疼，有九种：心胃泛指心胸脘腹部位。这个部位的疼痛按病因分类有九种，即虫痛、注痛、气痛、血痛、悸痛、食痛、饮痛、冷痛、热痛。

② 壅：堵塞、滞塞的意思。

【白话解】 心胸脘腹部位的疼痛，按病因分类有九种，临证时必须详细辨别虚实、明了轻重。中医学认为疼痛的产生虽有虚实寒热的不同，但都不外乎气血滞塞不通这个总的病机，如果气血通畅就不会产生疼痛，所以，欲要预防或治疗疼痛，就应该遵守和奉行"和调气血"这个原则。

【解读】 引起心胃部位疼痛的原因很多，远远不止九种。心胃疼痛作为一种症状，从病因上粗分可有外感、内伤两大类。从病理变化上分又有属寒、属热、属虚、属实之别。所以涉及面相当广泛，正如张景岳所说："痛有虚实，凡三焦痛证，惟食滞、寒滞、气滞最多，其有因虫、因火、因痰、因血者，皆能作痛。"本章所述的九种，并没有全包括，例如心胸部疼痛比较多见的还有真心痛，疼痛时伴发身冷肢厥，手足发青，疼痛掣背等。故临证时应具体问题具体分析，不要拘泥这九种痛。

【原文】

一虫痛①，乌梅圆。*虫痛时痛时止，唇舌上有白花点，得食愈痛。虫为厥阴风木之化，宜乌梅丸。*

二注痛②，苏合研。*入山林古庙，及见非常之物，脉乍*

大乍小，两手若出两人，宜苏合丸研而灌之。

【提要】 本段谈了虫痛、注痛的临床症状特点和治疗方药。

【注释】

① 虫痛：是指胃肠道中寄生虫所致的疼痛。疼痛以时作时止，甚则吐泻蛔虫，痛后饮食如常为特点。常伴内热烦躁，小儿可见嗜食异物，唇舌上可见小白点。如虫过多，还可形成虫积，症见面色乍赤、乍白、乍青，消瘦，肚大青筋暴露。

② 注痛：《诸病源候论·食注候》说："注者，住也。言其病连滞停住，死又注易旁人也。"所以，注，有传染的意思。如尸注、殃注、食注等。注痛，系入山林古庙古墓及感一切异气而痛。注痛除有心腹痛外，还伴有神志不清，言语错乱，肢厥、口噤不开，两手脉象不一致，乍大乍小等症状。

【白话解】 心腹疼痛的第一种是虫扰作痛，治疗可用温脏安蛔的乌梅丸。第二种是注痛，多因感受了山林古墓等地的秽浊不正之气，蒙蔽心窍所致，可用《局方》苏合香丸治疗，以芳香开窍除秽，行气止痛。

【原文】

三气痛①**，香苏专。** 因大怒及七情之气作痛，宜香苏饮加延胡索二钱。七气汤亦妙。又方用百合一两乌药三钱，水煎服。

四血痛②**，失笑先。** 瘀血作痛，痛如刀割，或有积块，脉涩大便黑，宜桃仁承气汤、失笑散。

【提要】 本段论述了气痛、血痛的临床症状特点和治疗方药。

【注释】

① 气痛：因大怒及七情忧郁，气滞不舒等原因所致的疼痛，多见于胸胁少腹等部位，以胀痛，疼痛随情绪变化而增减为特征。

② 血痛：即瘀血引起的疼痛。瘀血本是一种病理产物，但它又可以作为一种病因作用于人体，阻塞脉络，致使气血不通而发生疼痛。多见于外伤后瘀血未能消散、慢性胃肠疾患、妇女月经不调、妊娠病、产后瘀血停留及癥瘕积聚等病症。疼痛以痛处固定不移，痛如刀割刺痛为特征，并伴有瘀血阻络，血不归经而出血和新血不生机体失荣等症状。

【白话解】 第三种是气滞作痛，根据"气顺则痛止"的治疗法则，可选用疏肝理气、解郁止痛的香苏饮、七气汤、百合汤等方药加减治疗。第四种是瘀血作痛，可用活血化瘀、散结止痛的失笑散、桃仁承气汤等方药来治疗。

【原文】

五悸痛①，**妙香诠**②。悸痛，即虚痛也。痛有作止，喜按，得食稍止，脉虚弱。宜妙香散或理中汤加肉桂、木香主之。

六食痛③，**平胃煎**。食积而痛，嗳腐吞酸，其痛有一条扛起者。宜平胃散加山楂、谷芽主之。伤酒，再加葛根三钱、砂仁一钱。然新伤吐之、久伤下之为正法。

【提要】 本段论述了悸痛、食痛的临床症状特点和治疗方药。

【注释】

① 悸痛：即虚痛。以疼痛不剧烈，时痛时止，绵绵而痛为特征，并伴有喜暖喜按，心悸、怔忡、脉虚无力等气血虚衰症状。

② 诠：阐释、解说之意，在这里可以理解为用妙香散来诠释、解释或应对心悸疼痛等病症。

③ 食痛：指由于饮食不节或不洁所导致的脘腹疼痛。主要症状有消化不良、嗳气吞酸、矢气腐臭、粪如败卵，胃脘部胀满，疼痛拒按，脉滑实有力。

【白话解】　第五种是悸痛，属于不荣则痛范围。"虚则补之"，治疗应从温补入手，可用温补中焦、调气止痛的妙香散或理中汤加肉桂、木香治疗。第六种是食滞作痛。饮食失宜所致的疼痛一般列入实证范围，积去则痛止，治疗以消食化滞为重点，邪去正自安，可选用平胃散加山楂、谷芽。伤酒，加葛根三钱、砂仁一钱。新伤吐之、久伤下之为正法。

【原文】

七饮痛^①，二陈咽。 停饮作痛，时吐清水，或胁下有水声，宜二陈汤加白术、泽泻主之。甚者十枣汤之类，亦可暂服。

八冷痛^②，理中全。 冷痛，身凉、脉细、口中和，宜理中汤加附子、肉桂主之。兼呕者吴茱萸汤主之。

【注释】

① 饮痛：指停饮作痛。胸腹部的饮痛因水饮停留部位和症状的不同而有不同名称，如"水走肠间，沥沥有声"的痰饮；"饮后水停胁下，咳唾引痛"的悬饮等。饮痛的主要症

状是疼痛伴有时吐清水，或肠间胁下有水声。

　　② 冷痛：即因寒作痛。寒邪主收引、主凝滞、主痛，故无论外受寒邪，还是内伤脾胃虚寒，都可出现疼痛症状。外感寒邪或过食生冷，寒积于中的实寒证往往起病急骤，疼痛剧烈，得热则痛减。虚寒证的疼痛往往不甚剧烈，多为隐隐作痛，绵绵不断，喜暖喜按，并伴有阳气虚的常见症状。

　　【白话解】　第七种是饮痛，对其治疗可用燥湿化痰，理气和中的二陈汤加白术、泽泻等。如停饮严重，应先治其标，可用十枣汤之类暂服，或用利小便的方法使水饮从小便而去，方用五苓散等。第八种是冷痛，以虚寒证多见，由脾胃虚寒所致可用理中汤加附子、肉桂治疗；如果兼有呕吐可用吴茱萸汤温中补虚，降逆止呕。

　　【原文】

　　九热痛[①]**，金铃痊**。热痛，身热、脉数、口中热，宜金铃子、延胡索各二两，研末，黄酒送下二钱，名金铃子散，甚效。如热甚者，用黄连、栀子之类，入生姜汁治之。

　　腹中痛，照诸篇。脐上属太阴，中脐属少阴，脐下属厥阴，两胁属少阳厥阴之交界地面，宜分治之。然其大意，与上相同。

　　【提要】　论述了热痛的临床症状特点和治疗方药。指出腹痛可以根据疼痛的部位依据上述理论分别辨证论治。

　　【注释】

　　① 热痛：因热作痛，多由热结火郁，胃失通降所致，以实热证多见，常伴有身热口渴喜冷饮，溲赤便结，脉数苔黄等症状。

【白话解】 第九种是因热作痛，可用行气泻火止痛的金铃子散治疗，如果热很重，可加用黄连、栀子等清热泻火药，这样治疗，就能痊愈。腹痛需要了解疼痛的部位。如脐上属太阴，中脐属少阴，脐下属厥阴，两胁属少阳。再依据上述理论分别辨证论治。

【原文】

《金匮》法，可回天①。《金匮要略》中诸议论，皆死症求生之法。

诸方论②，**要拳拳**③。《中庸》云：则拳拳服膺而弗失之矣。腹满痛而下利者，虚也。吐泻而痛，太阴症也，宜理中汤。雷鸣、切痛、呕吐者，寒气也，宜附子粳米汤。此以下利而知其虚也。胸满痛而大便闭者，实也。闭痛而不发热者，宜厚朴三物汤专攻其里。闭痛而兼发热者，宜厚朴七物汤，兼通表里。闭痛、发热、痛连胁下、脉紧弦者，宜大黄附子汤。温下并行，此以便闭而知其实也。若绕脐疼痛名寒痛。乌头煎之峻，不敢遽用，而当归生姜羊肉汤之妙，更不可不讲也。

【提要】 本段论述了治疗腹痛应参考《金匮要略·腹满寒疝宿食病脉症并治篇》中所记载的理论和方剂，辨证论治。

【注释】

① 回天：是指治愈疾病，挽救生命的意思。

② 诸方论：指《金匮要略·腹满寒疝宿食病脉症并治篇》中所记载的理论和方剂。

③ 拳拳：紧握不舍、诚恳。遵守不渝的意思。

【白话解】 腹中疼痛，应按照张仲景的著作中有关治疗腹痛的各篇方论分别处理。在《金匮要略》的许多篇章中都论及了腹痛的症状及治疗方法，还有"胸痹心痛短气""腹满寒疝宿食"等论胸腹诸痛的专篇，其中载有许多卓有成效的方剂，可在临证时酌情选用。但最根本的办法还是应学习和掌握张仲景的辨证论治体系，以灵活准确地辨治各种疾病，对此，我们应遵守不渝。

陈修园强调，腹部胀满疼痛而下利者，吐泻而痛，属太阴虚证。宜理中汤治疗。腹部雷鸣、切痛、呕吐者，属寒气所致，宜附子粳米汤。胸满痛而大便闭者，属实证，闭痛而不发热者，宜厚朴三物汤专攻其里。闭痛而兼发热者，宜厚朴七物汤，兼通表里。闭痛、发热、痛连胁下、脉紧弦者，宜大黄附子汤，温下并行。若绕脐疼痛名寒痛，可用当归生姜羊肉汤。轻易不用过于峻烈的乌头煎。

【原文】

又胸痹[①]**，非偶然**。胸膺之上，人身之太空也。宗气积于此，非偶然也。

薤白酒，妙转旋。栝楼薤白白酒汤，或加半夏，或加枳实；薤白桂枝汤之类，皆转旋妙用。

虚寒者[②]**，建中填**。心胸大寒，痛呕不能饮食，寒气上冲，有头足，不可触近，宜大建中汤主之。上中二焦，为寒邪所痹，故以参姜启上焦之阳，合饴糖以建立中气，而又加椒性之下行，降逆上之气，复下焦之阳，为补药主方。

【提要】　本段论述了上焦阳虚和中焦虚寒所致胸痹的临床症状特点和治疗方药，强调大建中汤为治疗虚寒腹痛的主方。

【注释】

① 胸痹：指心胸部位疼痛、胀满、气塞，心痛彻背，并伴喘息上气等症状的病证。形成原因主要是上焦阳虚，阴邪上逆，闭塞清旷之区，阳气不通所致。

② 虚寒者：指虚寒性的心腹部疼痛，症见心胸中大寒疼痛，呕吐不能饮食，寒气上冲，不可触碰。

【白话解】 又有胸痹疼痛一证，它的发生绝不是偶然的。主要是由于上焦阳虚，阴邪闭塞胸阳所致，治疗可用瓜蒌薤白白酒汤加味，以辛温通阳宣痹止痛，有扭转病情的妙用。如心腹部疼痛是由中焦虚寒，寒气冲逆所致，可用大建中汤以祛寒止痛，急建中气。

附方　心腹痛胸痹

乌梅丸方见伤寒　治虫痛。

苏合香丸　治注痛。

拙著《从众论》有方论。又鬼注不去，宜虎骨、鹿茸、羚羊角、龙骨各三钱，以羊肉汤煎，入麝香少许服，取腥膻之味。此喻嘉言《寓意草》法也。

香苏饮　治气痛。一切感冒俱佳。

香附二钱，制研　紫苏叶三钱　陈皮　甘草各一钱

加生姜五片，水二杯，煎八分，服。心痛加元胡二钱，酒一盏。

七气汤亦名四气汤　治七情之气郁逆。

半夏　厚朴　茯苓各三钱　紫苏叶一钱

加生姜五片，水二杯，煎八分，服。

百合汤　治心口痛诸药不效。亦属气痛。

百合一两　乌药三钱

水二杯，煎八分，服。此方余自海坛得来。

失笑散　治一切血滞作痛如神。

五灵脂醋炒　蒲黄各一两

共研末，每服三钱，以醋汤送下，日二服。

桃仁承气汤　治心腹痛，大便不通，其人如狂，属死血。

桂枝二钱　桃仁十七枚，去皮尖　大黄四钱　芒硝七分　甘草七分

水二杯，煎八分，去滓入硝，二沸温服。

丹参饮　治心胸诸痛神效。妇人更宜。宜属血痛，宜可通治诸痛。

丹参一两　白檀香要真者极香的切片　砂仁各一钱

水三杯，煎八分，服。

平胃散　治一切饮食停滞。

苍术　厚朴炒　陈皮各二钱　甘草一钱

加生姜五片，水二杯，煎八分，服。肉积加山楂，面积加麦芽、莱菔子，谷积加谷芽，酒积加葛根、砂仁。

二陈汤方见中风

十枣汤　治水饮作痛。峻剂，不可轻用。

大戟　芫花炒　甘遂各等分，研末

用大枣十枚，水二杯，煎七分，去滓，入药方寸匕约有七分，服。次早当下，未下，再一服。服后体虚以稀粥调养。

理中汤方见伤寒　治冷痛。

吴茱萸汤仲景　治冷痛，通治食谷欲呕，头痛如破，烦躁

欲死，及大吐不已之症。

吴茱萸二钱五分，汤泡　人参一钱五分　大枣五枚　生姜三钱，切片

水二杯，煎八分，温服。

金铃子散　治心口痛、腹痛如神，属热者。

金铃子去核　元胡各二两，研末

每服三钱，黄酒送下。

厚朴三物汤《金匮》　治心腹实痛，大便闭者。

厚朴四两　大黄二两　枳实一两五分

水二杯，煎八分，温服。

厚朴七物汤《金匮》

即前方加　桂枝　甘草各一钱五分　生姜二钱五分　大枣五枚

水二杯，煎八分，服。呕者加半夏一钱，寒多者加生姜一钱五分。

附子粳米汤《金匮》　治腹中寒气，雷鸣切痛，胸胁逆满、呕吐。

附子二钱制　半夏四钱　炙草一钱　粳米五钱，布包　大枣一枚

水二杯，煎八分，温服，日夜作三服。

大黄附子汤《金匮》　胁下偏痛，发热，脉紧弦者。

大黄　附子各二钱　细辛一钱

水二杯，煎八分，服。

当归生姜羊肉汤《金匮》　治心腹诸痛虚极，诸药不效者，一服如神。及胁痛里急，妇人产后腹中疠痛。

当归七钱五分　生姜一两二钱五分　羊肉四两，去筋膜，用药戥称方准

水五杯，煎取二杯，温服一杯，一日两服。若寒多者，加生姜五钱；痛多而呕者，加橘皮五钱，白术二钱五分。

栝楼薤白白酒汤《金匮》　治胸痹喘息咳唾，胸背痛，寸沉迟关上小紧。

栝楼连皮子捣，五钱　**薤白**如干者用三钱，生者用六钱

白酒三杯，煎八分，服。加半夏二钱，名栝楼薤白半夏汤，治胸痹不得卧，心痛彻背。

大建中汤《金匮》　治胸大寒痛，呕不能饮食，腹中寒上冲，皮起出见有头足，上下痛不可触近。

川椒二钱，微炒出汗　**干姜**四两　**人参**三钱

水二钟，煎一钟，去滓，入胶饴四钱，煎取八分，温服。如一饮顷，可食热粥半碗。

隔食反胃第八

【原文】

隔食病①，**津液干**。方书名隔者，以病在膈上是也。又名隔者，以食物不下而阻隔也。津液干枯，为隔食病源。

胃脘②**闭，谷食难**。胃脘干枯闭小，水饮可行，食物难下。

【提要】　本段论述了隔食病的部位、成因和主要症状。

【注释】

①隔食病：指食物被阻于膈上，不能下入胃肠的一种疾病。主要脉证是吞咽梗阻，饮水可下，谷食难进，胸膈痞满，形体干枯，大便燥如羊粪，舌红而干，脉弦细数。这种

病的成因多由于忧思郁怒，饮食失宜，劳倦内伤等，致使脏气不和，气血瘀结，填塞胸膈，津液干枯。

②脘：胃的内腔，上部叫上脘；中部叫中脘；下部叫下脘。

【白话解】　隔食病，是由于津液干枯，胃脘闭塞而成，它的主要症状是谷食难进，食物难下，不能入于胃肠。

【原文】

时贤[①]**法，左归餐。**赵养葵用大剂六味汤主之。高鼓峰仿赵养葵之法以六味加生地、当归主之。杨乘六用左归饮去茯苓，加当归、生地。以左归饮中有甘草引入阳明，开展胃阴。去茯苓者，恐其旁流入坎，不如专顾阳明之速效也。

胃阴[②]**展，贲门**[③]**宽。**如膏如脂，叠积胃底，即胃阴也。久隔之人则胃阴亡矣。高鼓峰云：治隔一阳明尽之。阳明者胃也。但使胃阴充拓，在上之贲门宽展，则食物入在下之幽门。幽门滋润，则二便不闭，而隔症愈矣。

启膈饮，理一般。启膈饮亦是和胃养阴之意。但此方泄肺气之郁，彼方救肾水之枯。一阴一阳。宜择用之。

【提要】　本段是对当时治疗隔食病的一些方法的评论。主张辨证使用和胃养阴的启膈饮以及滋养肾阴的六味丸和左归饮加减。

【注释】

①时贤：当时名医。

②胃阴：胃中津液、阴液等物质。

③贲门：胃的上口。

【白话解】　当时名医治疗此病所普遍采用的方法是让患

者服用左归饮之类的方药，左归饮滋补肾阴、平降肝火，可使胃中津液充实，贲门宽展，这样食物就容易通下进入胃肠。启膈饮养阴调气，对于以气机郁滞为主要病因的隔食病，也可酌情选用。

【原文】

推至理①，**冲脉**②**干**③。张石顽云：膈咽之间，交通之气不得降者，皆冲脉上行，逆气所作也。

大半夏，加蜜安。冲脉不治，取之阳明。仲景以半夏降冲脉之逆，即以白蜜润阳明之燥。加人参以生既亡之津液，用甘澜水以降逆上之水液。古圣之经方，惟仲景知用之。

《金匮》秘，仔细看。《金匮》明明用半夏，后人诸书，皆以半夏为戒。毁圣之说，倡自何人，君子恶之。

【提要】　本段仍是论述隔食病产生的原因、病机，《金匮要略》对此病的治疗方法和用药特点。

【注释】

① 至理：最精深的道理。

② 冲脉：奇经八脉之一，为总领诸经气血的要冲。它的主要支脉沿腹腔前壁夹脐上行，至胸中而散。因此凡见自下而上冲逆的病症，古人就认为是冲脉之气作乱。

③ 干：干扰、作乱。

【白话解】　如进一步推敲隔食病的病因病机，还可得知这种病与冲脉之气上冲有关。那么怎样才能平降冲脉的上逆之气呢？在《金匮要略》中，张仲景用大半夏汤加蜂蜜来治疗，大半夏汤可平冲逆，蜂蜜可滋胃阴，这是《金匮要略》治疗此症的秘诀，我们应当仔细地研究和探讨。

【原文】

若反胃①，**实可叹**。食得入而良久反出，名为反胃。

朝暮吐，分别看。朝食暮吐，暮食朝吐，与隔食证宜分别而药之。

【提要】 本段论述了反胃与隔食病的鉴别。

【注释】

① 反胃：又叫胃反。主要症状是食物吃进去没有阻隔，但不能消化，经过一段时间，又吐出来。《金匮要略》对此症有生动的描述："朝食暮吐，暮食朝吐，宿食不化，名曰反胃。"

【白话解】 若是得了反胃这种病，实在是令人悲叹。这种病的一个典型症状就是早晨吃进去的东西到晚上就吐出来，或晚上吃进去的东西到早晨就吐出来。这种病与食不能进，进则即吐的隔食病是有区别的，应仔细分辨，不可混淆。

【原文】

乏火化①，**属虚寒**。王太仆云：食不得入，是有火也。食入反出，是无火也。此症属中焦、下焦火衰无疑。

吴萸饮，独附丸。妙在吴萸镇厥阴逆气，配入甘温，令震坤合德，土木不害。生附子以百沸汤俟温，浸去盐，日换汤三次，三日外去皮，放地上，四面以砖围，外以炭火烧一时，则附子尽裂，乘热投以姜汁。又如法制之，大抵一斤附子配一斤姜汁，以姜汁干为度，研末蜜丸，以粟米稀粥送下二钱。

六君类，俱神丹。六君子汤加姜附，及附子理中汤之类。

【提要】　本段论述反胃的病因病机及常用方药。病机为中焦虚寒，下焦火衰。用药如吴萸镇厥阴逆气，姜制附子振奋阳气。方剂如六君子汤加姜附及附子理中汤之类均可使用。

【注释】

①乏火化：指反胃这种病的病因是中焦无火，就好像锅下没火，食物难以腐熟一样，不能消化食物。

【白话解】　反胃病的病因是中焦火气衰微，不能腐熟水谷，属虚寒性病证。治疗应用温补脾胃法，可用吴茱萸汤、独附丸、六君子汤、附子理中汤等，这些都是效果很好的方药。

【解读】　隔食病现在多见于食管炎、食管反流、食管癌等疾病。隔食是指食物吞咽受阻，或食入即吐的病症，又称噎膈。噎，指吞咽时梗噎不顺；膈，指食物格拒不顺，或食入即吐。隔食病产生的病因主要有忧思郁怒、饮食所伤、寒温失宜、房劳伤肾等。

反胃是以脘腹痞胀，宿食不化，朝食暮吐，暮食朝吐为主要临床表现的一种病症。多由饮食不节，酒色过度，或长期忧思郁怒，使脾胃之气损伤，以致气滞、血瘀、痰凝而成。反胃的治疗，脾胃虚寒宜温中健脾，和胃降浊；病久脾肾阳虚者，宜温补脾肾。胃中积热者，宜清胃泻热，和胃降浊；痰浊阻胃，宜涤痰化浊，和胃降逆；瘀血积结，宜祛瘀活血，和胃降逆。除药物治疗外，还须注意预防与护理。反胃属中医重症之一，如能医护结合，及时治疗，一般多可获愈，病久正虚，痰瘀互结则预后不佳。

　　隔食需与反胃、呕吐相鉴别：隔食大致可分为痰气交阻、津亏热结、痰瘀内结、气虚阳微等型。在辨证时宜掌握轻重虚实、标本缓急。反胃是食入不化，停留胃中，朝食暮吐，暮食朝吐的病症，没有吞咽困难症状。呕吐常因多种原因导致胃失和降，气逆于上而发生，无吞咽困难，并且呕吐常食入即吐，不似反胃在胃内停留一段时间后才吐。

附方　隔食反胃方

　　左归饮_{景岳}　即六味汤去丹皮、泽泻加枸杞、炙草。

　　启膈饮《心悟》　治食入即吐。

　　川贝母_{一钱五分，切片不研}　沙参_{二钱}　丹参_{二钱}　川郁金_{五分}　干荷蒂_{三个}　砂仁壳_{四分}　杵头糠_{二钱，布包}　茯苓_{一钱五分}　石菖蒲_{四分}

　　水二杯，煎八分，服。

　　大半夏汤《金匮》　治反胃。

　　人参_{二钱}　半夏_{四钱。俗用明矾制者不可用。只用姜水浸二日，一日一换，清水浸二日，一日一换，捞起蒸熟，晒干切片用}

　　长流水入蜜，扬二百四十遍，取三杯半，煎七分，服。

　　吴茱萸汤_{方见心腹痛}

　　六君子汤　此方为补脾健胃祛痰进食之通剂，百病皆以此方收功。

　　人参　白术_炒　茯苓　半夏_{各二钱}　陈皮　炙草_{各一钱}

　　加生姜五片，大枣二粒，水二杯，煎八分，服。治反胃宜加附子二钱，丁香、藿香、砂仁各一钱。

　　附子理中汤　治反胃。

即理中汤加附子三钱。治反胃宜加茯苓四钱、甘草减半。

附隔食方法

《人镜经》曰：《内经》云三阳结谓之隔。盖足太阳膀胱经，水道不行，手太阳小肠经，津液枯槁，足阳明胃经，燥粪结聚，所以饮食聚而不入。从入太仓，还出喉咙。夫肠胃一日一便，乃常度也。今五七日不便，陈物不去，新物不纳。宜用三一承气汤，节次下之；后用脂麻饮啜之。陈腐去而肠胃洁，癥瘕尽而营卫昌，饮食自进矣。

三一承气汤

大黄　芒硝　甘草　厚朴　枳实各一钱

水二杯，煎八分，服。按此方太峻，故存之以备参考。

气喘第九

【原文】

喘促症①，**治分门。**气急而上奔，宜分别而治之。

鲁莽辈②，**只贞元**③。贞元饮是治血虚而气无所附，以此饮济之缓之。方中熟地、当归之润，所以济之；甘草之甘，所以缓之。常服调养之剂，非急救之剂也。今医遇元气欲脱上奔之症，每用此饮以速其危，良可浩叹。

阴霾④**盛，龙雷**⑤**奔。**喘症多属饮病。饮为阴邪，非离照当空，群阴焉能退避。若地黄之类，附和其阴，则阴霾冲逆肆空，饮邪滔天莫救，而龙雷之火，愈因以奔腾矣。

【提要】　本段论述了喘促病的病机为气急上逆，多属饮病。若不能辨证用药，使用贞元饮等滋腻方剂，易于阻遏阳气，加重病情。

【注释】

① 喘促症：指呼吸迫促的临床症状。其作为一个症状可以出现在许多外感、内伤疾病中，当喘促成为这些疾病某一阶段的主证时，即称为喘证。喘证的成因与外邪袭肺、水饮痰热内蓄、肺肾亏损有关。临床多以实喘、虚喘分类辨治。

② 鲁莽辈：指那些不细致、不谨慎、不求甚解的医生。

③ 贞元：指贞元饮，主治血虚气无所依附的喘证。

④ 霾（mái 埋）：原指空气中因悬浮大量烟尘而形成的混浊现象。此处比喻人体被水寒之气所充斥，水饮内伏。

⑤ 龙雷：此处指下焦肝肾的虚火。中医学认为喘证多内有停饮，饮为阴邪，如阴寒之邪过盛，就可逼迫弱小的阳气浮越于上，故有"雨越大，龙越腾"之说。

【白话解】　治疗喘促症应首先分辨证型，是外感所致，还是内伤而成，是虚喘，还是实喘，然后给予不同的治疗。但现今一些粗枝大叶不求甚解的医生们，却只知道用贞元饮这一个方子。贞元饮虽可以治疗血虚气脱的喘症，但对于阴寒下盛，龙雷之火上腾的重症就显得病重药轻，如此贻误病情，可致元气上脱，是十分危险的。

【原文】

实喘者，痰饮①**援**。喘症之实者，风寒不解，有痰饮而为之援，则咳嗽甚而喘症作矣。

葶苈饮，十枣汤。肺气实而气路闭塞为喘者，以葶苈大枣泻肺汤主之。咳嗽、气喘、心下停饮、两胁满痛者，以十枣汤主之。

青龙辈，撤其藩②。此方解表兼能利水，治内外合邪以两撤之。

【提要】　本段论述了由实邪所致的喘促症的病机和治疗方药。

【注释】

① 痰饮：痰和饮均是由于水液代谢障碍而产生的病理产物。稠浊的为痰，清稀的为饮。现多并称。

② 藩（fān 翻）：指篱笆或屏障。

【白话解】　属于实证的气喘，多由外感风寒所致，产生的痰饮又好像援兵一样加重了气喘的程度。治疗实喘气道闭塞，可用葶苈大枣泻肺汤。如心下停饮，两胁满痛的，可用十枣汤逐饮平喘。还有风寒束表，内有停饮的喘症，应用小青龙汤外解表寒，内利水饮，这样，就能把在内、在外的病邪同时排除掉。

【解读】　实证气喘的治疗原则是"实则泻之"，以祛邪为主。这是因为实喘的形成是由于邪气壅肺，肺失宣降，气道不利所致，故治疗务在祛邪，邪去则正安，喘症自除。外来之邪不外风寒燥热，内生之邪不外痰浊水饮。实喘治疗大法为"在表解之，在里清之"。寒痰则温化宣肺；热痰则清化肃肺；湿痰则燥湿理气；燥痰则润肺化痰。本段列举了外寒内饮的小青龙汤证、实喘气道闭塞的葶苈大枣泻肺汤证，以及饮停胁下，喘咳痛满的十枣汤证，其他临床常见的实喘还有痰湿壅肺的二陈汤证、痰热壅肺的麻杏石甘汤证等。对于这些实喘证治疗都应抓住两点，一是"实则泻之"，二是"中病即止"。

【原文】

虚喘①者，补而温。虚喘气促不能接续，脉虚细无力。温补二字，宜串看。有以温为补者，有以补为温者，切不可走于贞元一路，留滞痰涎也。

桂苓类，肾气论。仲景云：气短有微饮者，宜从小便去之。桂苓术甘汤主之。肾气丸亦主之。

平冲逆②，泄奔豚③。冲气上逆，宜小半夏加茯苓汤以降之。奔豚证初起，脐下动气，久则上逆冲心，宜茯苓桂枝甘草大枣汤以安之。

真武剂，治其源。经云：其标在肺，其本在肾。真武汤为治喘之源也。

【提要】 本段论述了虚喘症的病症特点和治疗方药。虚喘的主要症状为虚喘气促不能接续，脉虚细无力。病机是冲气上逆。可用桂苓术甘汤、肾气丸、小半夏加茯苓汤、茯苓桂枝甘草大枣汤，以及真武汤等方剂治疗。

【注释】

① 虚喘：属虚证的气喘。主要成因是肺肾亏虚。肺主气司呼吸，故无论外感内伤，凡可伤损肺气、肺阴，使气失所主，都能引起短气喘促。肾居下焦，为气之根，主纳气。肾虚则摄纳无权，也可导致呼多吸少，气入无根，不能纳气之症。

② 冲逆：指冲脉之气上逆，其发生原因多由于水寒之邪上冲。

③ 奔豚：《金匮要略》所载病症之一。它的发作症状是自觉有“气”从少腹上冲咽喉，发作欲死，复还止，并伴有喘逆、少气等症状。奔豚发病原因有两个：一是惊恐，致使肝气随冲脉之气上逆；二是肾的阳气不足，下焦水寒之气随冲脉上逆而成。本段所讲的奔豚是指后者。

【白话解】 虚喘的治疗，根据“虚则补之”的治则，应采用温补的方法，轻证微饮短气可用苓桂术甘汤一类的方剂健脾利水；重证水泛喘甚用肾气丸温肾利水纳气平喘。还有冲脉之气上逆和奔豚症都可伴发喘促，治疗前者用小半夏加茯苓汤平降冲逆；后者用茯苓桂枝甘草大枣汤温泄奔豚。虚喘证的发生，究其根本还是水饮内阻、阳气不化所致，真武汤温肾利水，实为治疗虚喘的治本方。

【原文】

金水母①**，主诸坤**②。肺属金而主上，肾属水而主下，虚喘为天水不交之危候，治病当求其本。须知天水一气，而位乎天水之中者，坤土也。况乎土为金母，金为水母。危笃之症，必以脾胃为主。

六君子，妙难言。六君子汤加五味、干姜、北细辛，为治喘神剂。面肿加杏仁，面热如醉加大黄。此法时师闻之，莫不惊骇。能读《金匮》者，始知予言之不谬也。

他标剂③**，忘本根**。惟黑锡丹镇纳元气为喘证必用之剂。此外，如苏子降气汤、定喘汤及沉香黑铅丹，皆是害人之剂。

　　【提要】　本段论述了虚喘的一些治法。作者认为以脾胃为主、调理脾胃是治疗虚喘的治本之法，特别推崇六君子汤加五味、干姜、北细辛，认为是治喘神剂。

　　【注释】

　　① 金水母：在中医的五行学说中，将五脏分别配属于五行，即肺属金、肾属水、脾属土、肝属木、心属火。按五行相生的次序是木生火、火生土、土生金、金生水、水生木。"生我"者为"母"，"我生"者为"子"，所以说金为水之母，土为金之母。

　　② 主诸坤：坤为八卦之一，代表地。中医学以土地配属中焦脾胃。土能生金，是说脾胃健运可以充养肺气（土生金），肺气充足又可充养肾气（金生水）。因此，虚喘症可以用健运脾胃的方法，从根本上改善机体的状况。此属于中医五行学说"虚则补其母"的治疗方法。

　　③ 标剂：治疗标症的方剂。

　　【白话解】　肺金能生肾水，故肺是肾之母，而脾土又能生肺金，所以脾的作用就显得更为重要。六君子汤健脾益气，是治疗虚喘症的重要方剂，在它的基础上加入细辛、干姜、五味子，治疗效果之好是很难形容的。黑锡丹镇纳元气为喘证必用之剂。至于其他一些治标的方剂。如苏子降气汤、定喘汤、沉香黑铅丹等，都不是治本之方，不可久用。

附方　气喘方

　　苏子降气汤　治上盛下虚，气喘等证。

紫苏子_{二钱，微炒}　前胡　当归　半夏　陈皮　厚朴_{各一钱}
沉香　炙草_{各五分}

加生姜三片，大枣二枚，水二杯，煎八分，服。

葶苈大枣泻肺汤_{《金匮》}　治支饮满而肺气闭。气闭则呼吸
不能自如，用此苦降，以泄实邪。

葶苈子_{隔纸炒，研如泥，二钱二分}

水一杯半，大枣十二枚，煎七分，入葶苈子，服之。

十枣汤_{方见心腹痛}

小青龙汤_{方见伤寒}

贞元饮_{景岳}　阴血为阳气之依归，血虚则气无所依，时
或微喘。妇人血海常虚，多有此症。景岳方意在济之、缓之
四字。济之以归、地，缓之以甘草，颇有意义。今人加紫石
英、黑铅之重镇，则失缓之之义；加沉香、白芥子之辛香，
则失济之之义矣。且此方非为元气奔脱而设。时医每遇大喘
之症，必以此方大剂与服。气升则火升。偶得濡润之药，气
亦渐平。一晌旋而阴柔之性与饮水混为一家，则胸膈间纯是
阴霾之气，其人顷刻归阴矣。吾乡潘市医倡此法以局人神
智，无一人悟及，诚可痛恨。

熟地黄_{五七钱或一二两}　当归身_{三四钱}　炙草_{一二三钱}

水三四杯，煎八分，服。

苓桂术甘汤_{《金匮》}　治气短。喻嘉言云：此治呼气短。

茯苓_{四钱}　白术　桂枝_{各二钱}　炙草_{一钱五分}

水二杯，煎八分，服。

肾气丸_{《金匮》}　治气短。喻嘉言云：此治吸气短。即八味
地黄丸。但原方系干生地黄、桂枝。

茯苓桂枝甘草大枣汤_{仲景}　治气喘脐下动气，欲作奔豚。

茯苓_{六钱}　桂枝　甘草_{炙。各二钱}　大枣_{四枚}

用甘澜水三杯半，先煎茯苓至二杯，入诸药，煎七分，服。作甘澜水法：取长流水扬之数百遍，或千遍，愈妙。

真武汤_{仲景}　镇水逆、定痰喘之神剂。方见伤寒。宜倍茯苓。咳嗽甚者去生姜，加干姜一钱五分，五味、细辛各一钱。

黑锡丹　治脾肾虚冷，上实下虚，奔豚，五种水气，中风痰潮危急。喻嘉言曰：凡遇阴火逆冲，真阳暴脱，气喘痰鸣之急症，舍此方再无他法可施。余每用小囊佩戴随身，恐遇急症不及取药。且欲吾身元气温养其药。借手效灵。厥功历历可纪。即痘症倒塌逆候，服此亦可回生。

沉香　附子_炮　胡芦巴　肉桂_{各一钱}　小茴香　补骨脂　肉豆蔻　木香　金铃子_{去核。各一两}　硫黄　黑铅_{与硫黄炒成砂子。各三两}

上为末，酒煮面糊丸，梧子大，阴干，以布袋擦令光莹，每服四五十丸，姜汤送下。

血症第十

【原文】

血之道，化中焦[①]。经曰：中焦受气，取汁变化而赤，是谓血。

本冲任②，**中溉浇**。血之流溢，半随冲任而行于经络。

温肌腠③，**外逍遥**④。血之流溢，半散于脉外而充肌腠皮毛。

【提要】　本段论述了血液的生成机理、循行和血液的部分生理功能。

【注释】

① 血之道，化中焦：血之道，指血液生成的道理。化中焦，是指血液生成的物质基础主要来源于中焦脾胃的运化功能。

② 冲任：指冲脉和任脉，均属奇经八脉，参与人体内部气血的运行和调节。

③ 肌腠：肌，指肌肉。腠，指腠理，也就是皮肤与肌肉的交接之处。

④ 逍遥：自由自在，无拘无束的样子。此处指没有病邪的侵袭，健康无病的状态。

【白话解】　血液的生成，主要是中焦脾胃从饮食水谷中汲取精微物质，然后再变化成赤色液体而成。正如《内经》所说："中焦受气取汁，变化而赤，是谓血。"血液生成后，一方面通过冲脉、任脉流行在人体内部，使体内的各脏腑组织器官得到灌溉和营养，另一方面通过络脉散行到体表各部，使肌肉、皮肤、腠理都得到温养，从而使皮毛坚固，防止了外邪的入侵。

【原文】

六淫①**逼，经道**②**摇**。六淫者，风、寒、暑、湿、燥、火也。经，常也。道，路也。言血所常行之路也。外邪伤之则摇动。

　　宜表散，麻芍条③。外伤宜表散。东垣治一人内蕴虚热外感大寒而吐血。法仲景麻黄汤加补剂，名麻黄人参芍药汤，一服而愈。

　　【提要】　本段论述了内有虚热，又外感寒邪所致的吐血等症的治疗方法及方药。

　　【注释】

　　① 六淫：中医学病因之一，即风、寒、暑、湿、燥、火六种外来的致病邪气。

　　② 经道：指血液流行循环的脉道。

　　③ 麻芍条：指麻黄人参芍药汤。此方为李东垣法张仲景麻黄汤而创，治疗内蕴虚热，外感寒邪所致的吐血症。

　　【白话解】　人体遭受了六淫邪气的侵犯，血脉就会发生病变。外伤宜表散，内虚宜补益。用李东垣的麻黄人参芍药汤，就可以起到解表宁血作用，用以治疗外感吐血之病。

　　【解读】　出血是临床许多疾病的常见症状。外感、内伤和外伤等许多因素都可以引起。外感六淫所致的各种血证在临床十分常见，是血证中的一大类。如风寒犯肺、风热犯肺、燥邪犯肺可引起肺络受伤而见咯血；外邪侵袭，胃络受伤可见吐血；饮食不当风邪冷气进袭可见肠风下血；表邪化热下迫膀胱或湿热邪气直犯膀胱可见尿血。另外，还有温热邪气深入营血分的发斑、发疹、出血等，都是外感六淫所致的血证，这些出血多为新病实证，治疗虽各不相同，但总的原则是"实则泻之"，以祛邪为要，邪去正安则血止。凡血证有表邪者，当先解表，使邪从汗而出，不可见血止血，以防闭门留寇。里热炽盛迫血妄行，应清热泻火，凉血止血，也不可误用收涩剂，而使邪热内陷。对于少数确有虚证复感外邪的出血症应解表、宁络、扶正并用，不可拘泥。

【原文】

七情病，溢如潮。 七情者，喜、怒、哀、惧、爱、恶、欲也。七情之动，出于五志。医书恒谓五脏各有火。五志激之则火动，火动则血随火而溢。然五志受伤既久，则火为虚火，宜以甘温之法治之。

【提要】 本段论述了七情化火所致出血证的病机和治法。

【白话解】 七情过激可以化火，火热扰动血行就可引起出血。临床常见的肝火迫肺引起的咯血；横犯脾胃所致的吐血，都属这个范围。这种出血的量往往较大，好像潮水上涌一样。若五志受伤日久所化虚火，当以甘温之法治疗之。

【解读】 情志异常是很多疾病的重要致病因素。情志异常波动可影响脏腑气机，直接伤及人体脏腑，甚则可致气血运行逆乱而发生各种出血证。对此，历代医家都有这论述，如朱丹溪说："怒气逆甚则吐血。"李梴在《医学入门》一书中更全面地指出："内伤七情，暴喜动心不能主血。暴怒伤肝不能藏血。积忧伤肺，过思伤脾，失志伤肾，皆能动血。"可见精神情志因素的异常是血证的又一大病因。治疗除使用药物疗法外，还应配合使用心理疗法，即所谓心病还得从心医。

【原文】

引导法，草姜调。 甘草干姜汤如神。或加五味子二钱，火盛者加干桑皮三钱、小麦一两。时医因归脾汤有引血归脾之说，谓引血归脾即是归经。试问脾有多大能容离经之血，成斗成盆尽返而归于内，而不裂破乎？市医固无论矣。而以名医自负者，亦蹈此弊，实可痛恨。

　　温摄法，理中超。理中汤加木香、当归煎服。凡吐血服凉药及滋润益甚外有寒冷之象者，是阳虚阴走也，必用此方。血得暖则循行经络矣。此法出《仁斋直指》。

　　凉泻法，令瘀销^①。火势盛，脉洪有力，寒凉之剂原不可废。但今人于血症每用藕节、黑栀、白及、旧墨之类以止涩之，致留瘀不散，以为咳嗽虚痨之基。《金匮》泻心汤大黄倍于芩连，为寒以行瘀法。柏叶汤治吐不止，为温以行瘀法。二方为一温一寒之对子。

　　【提要】　本段论述了中阳不足或邪热炽盛所致的出血的治疗用药。

　　【注释】

　　① 销：同消。

　　【白话解】　治疗出血证还有一种引导法，可使血液重归到脉道中去，方用甘草干姜汤。对于气虚不能统摄血液所致的出血，古人称作"阳虚阴走"，治疗可用温摄法，方用理中汤加味，血液得到阳气的温煦和统摄就可循经而行。亦可用柏叶汤治吐不止，为温以行瘀。对于热邪炽盛迫血妄行的出血证，治疗应以清热凉血活血法，使热去血宁而不留瘀，《金匮要略》中的泻心汤大黄倍于芩连，就是体现这种治法的方剂。

　　【解读】　甘草干姜汤由甘草、干姜组成，方中甘草益气和中，干姜温中复阳，二药合用，辛甘化阳，为振奋中阳之专剂，可用于中阳不足的手足厥冷、呕逆吐血等症。临证用药时需要辨明寒热虚实，虚则补之，实则泻之，寒者温之，热者寒之。

【原文】

赤豆散①，**下血标**②。粪前下血为近血，《金匮》用当归赤小豆散。

若黄土③，**实翘翘**④。粪后下血为远血，《金匮》用黄土汤。

一切血，此方饶⑤。黄土汤不独粪后下血方也。凡吐血、衄血、大便血、小便血、妇人血崩及血痢久不止可以统治之。以此方暖中宫土脏，又以寒热之品互佐之，步步合法也。五脏有血，六腑无血。观剖诸兽，腹、心、下夹脊、包络中多血，肝内多血，心、脾、肺、肾中各有血，六腑无血。近时以吐血多者谓为吐胃血，皆耳食昔医之误。凡吐五脏血必死。若吐血、衄血、下血，皆是经络散行之血也。

【提要】 本段论述了近血、远血的鉴别方法和治疗方药。强调《金匮》黄土汤的重要性，它可治疗多种原因导致的多种出血。

【注释】

① 赤豆散：赤小豆当归散，《金匮要略》方，治近血。原文说："下血，先血后便，此近血也，赤小豆当归散主之。"

② 标：标准。

③ 黄土：黄土汤，《金匮要略》方，治远血。原文说："下血，先便后血，此远血也，黄土汤主之。"

④ 翘翘：了不起、了不得的意思。

⑤ 饶：多的意思，此处指用途广泛。

【白话解】 赤小豆当归散渗湿清热，去瘀生新，是治疗大便前下血的一张很标准的方子。便后下血，多由于脾胃虚寒不能统摄血液所致，黄土汤温脾摄血，治疗这种便血疗效实在是很高的。另外，由于黄土汤温而不燥，寒热互佐，药性平和，所以举凡吐血、衄血、尿血、妇人崩漏等一切出血，都可加减使用，用途十分广泛。

【解读】 现代中医基础理论认为远血是指出血部位离肛门较远，先便后血，血色紫暗或黑便，多为胃出血，如胃溃疡出血。近血是指出血部位离肛门较近或肛周，先血后便，血色鲜红，多为直肠或肛周出血，如溃疡性结肠炎、肠癌、内痔、外痔、肛裂等。

附方　血症方

麻黄人参芍药汤东垣　治吐血外感寒邪，内虚蕴热。

桂枝五分，补表虚　麻黄去外寒　黄芪实表益卫　炙甘草补脾　白芍安太阴　人参益元气而实表　麦冬补肺气。各三分　五味子五粒，安肺气　当归五分，和血养血

水煎，热服。

按：此方以解表为止血，是东垣之巧思。幸中，非有定识也。观其每味自注药性，俱悖圣经，便知其陋。

甘草干姜汤《金匮》

炙甘草四钱　干姜二钱，炮

水二杯，煎八分，服。

柏叶汤《金匮》　治吐血不止。

柏叶_{生用三钱，无生者用干者二钱}　干姜_{一钱}　艾叶_{生用二钱，如无生者用干者一钱}

水四杯，取马通二杯，煎一杯，服。如无马通，以童便二杯，煎八分，服。

黄土汤《金匮》　治先便后血，为远血。亦治衄血、吐血、血不止。

灶心黄土_{八钱，原方四钱}　生地　黄芩　甘草　阿胶　白术　附子_{炮。各一钱五分}

水三杯，煎八分。服。

赤小豆散《金匮》　治先血后便，为近血。

赤小豆_{浸令出芽，晒干，一两}　当归四钱

共研末，每服三钱，浆水下_{即洗米水，三日后有酸味是也}。

按：凡止血标药，可随宜作引。血余炭可用一二两同煎，诸血皆验。栀子、茜草、干侧柏治上血，槐花、生地黄、乌梅、续断治血崩。凡下血及血痢，口渴、后重、脉洪有力者为火盛，可用苦参子去壳仁，勿破，外以龙眼肉包之，空服，以仓米汤送下九粒，一日二三服，渐加至十四粒，二日效。

水肿第十一

【原文】

水肿病①，**有阴阳**②。肿，皮肤肿大。初起目下有形如

卧蚕，后渐及于一身。按之即起为水肿，按之陷而不起为气肿。景岳以即起为气，不起为水。究之气行水即行，水滞气亦滞。可以分，可以不必分也。只以阴水阳水为分别。

便清利，阴水殃。小便自利、口不渴属寒。名为阴水。

便短缩，阳水伤。小便短缩、口渴属热。名为阳水。

【提要】　本段论述了水肿病的分类。分为阴水、阳水两大类。

【注释】

① 水肿病：是因感受外邪、劳倦内伤，或饮食失宜，使人体的气化功能失司，津液代谢失常，导致水液潴留，引起以头面、四肢甚至全身水肿为临床特征的病症。

② 阴阳：指水肿按病性划分的两种类型，即阴水、阳水。阳水多属实属热，阴水多属虚属寒。一般而言，年壮新病多阳水，年老久病多阴水。

【白话解】　水肿病有阴水、阳水的不同，小便颜色清淡而畅利的多为阴水；颜色黄赤而短少的多为阳水。

【原文】

五皮饮①，**元化**② **方**。以皮治皮，不伤中气。方出华元化《中藏经》。

阳水盛，加通防。五皮饮加木通、防己、赤小豆之类。

阴水盛，加桂姜。五皮饮加干姜、肉桂、附子之类。

知实肿③，**萝枳商**。知者，真知其病情，而无两可之见。壮年肿病骤起脉实者，加萝卜子、枳实之类。

知虚肿④，**参术良**。老弱病久肿，渐成脉虚者，加人参、白术之类。

兼喘促，真武汤。肿甚、小便不利、气喘、尺脉虚者，宜真武汤暖土行水，间用桂苓甘术汤化太阳之气。首服十余剂，继用导水茯苓汤二剂，愈。今人只重加味肾气丸，而不知其补助阴气，反益水邪，不可轻服也。

从俗⑤好，别低昂⑥。以上诸法，皆从俗也。然从俗中而不逾先民之矩矱，亦可以救人。

【提要】　本段较为详细地论述了水肿病的治疗用药。强调了五皮饮的利水作用。

【注释】

① 五皮饮：《华氏中藏经》方，药用五种中药的皮，即生姜皮、桑白皮、陈皮、大腹皮、茯苓皮。功用利湿消肿，理气健脾，是治疗水肿通用的方剂。

② 元化：即华佗。东汉末年杰出医家，通晓内外妇儿针灸等科，尤精外科。《中藏经》是后人托名华佗的作品。

③ 实肿：实性的水肿。凡患者年轻体壮，肿病初起，脉搏有力，以邪实为主的水肿称为实肿。

④ 虚肿：虚性的水肿。凡患者年老体衰，或久病不愈，元气已伤，水肿渐起，脉搏虚弱无力，以正虚为主的水肿称为虚肿。

⑤ 俗：通用的、通俗的。

⑥ 低昂：高低、上下的意思。

【白话解】　五皮饮是华佗《中藏经》所载的方子，其功能利水消肿、理气健脾，是治疗水肿的通用方，各类水肿都可在此方的基础上加减使用。如治疗阳水，可加入祛风行水的木通、防己、赤小豆等。如是阴水，就应加入温中散饮的肉桂、干姜、附子等。如若诊知是实性的水肿，可加入莱菔子、枳实之类，以加强行气利水的力量。如果是虚性的水肿，可加入人参、白术等，以加强扶正之功。如果见到水肿兼气喘、小便不利，说明是肾阳极衰，水寒迫肺，应急用温阳利水的真武汤。以上讲的都是一般通俗的治法，都合乎治疗水肿病的法则，但与《金匮要略》中所讲的理论和方剂比较一下，就可分出高低上下来了。

【原文】

　　五水① **辨，《金匮》详。**病有从外感而成者名风水。病从外感而成其邪已渗入于皮，不在表而在里者名皮水。病有不因于风，由三阴结而成水者名正水。病有阴邪多而沉于下者名石水。病有因风、因水伤心郁热名黄汗。《金匮》最详，熟读全书，自得其旨，否则鲁莽误事耳。药方中精义颇详，宜细玩之。

　　补天手②**，十二方**③**。**越婢汤、防己茯苓汤、越婢加白术汤、甘草麻黄汤、麻黄附子汤、杏子汤、蒲灰散、芪芍桂酒汤、桂枝加黄芪汤、桂甘姜枣麻辛附子汤、枳术汤、附方外台防己黄芪汤。

　　肩斯道④**，勿炎凉**⑤**。**群言淆乱，衷于圣以斯道为己任，勿与世为浮沉，余有厚望焉。

【提要】　本段论述了《金匮要略》所载的五种水肿病即风水、皮水、正水、石水、黄汗等的病症病机特点，极推崇其所载的十二个治疗水肿的方子。

【注释】

　　① 五水:《金匮要略》把水肿病分为风水、皮水、正水、

石水、黄汗五种。

② 补天手：古代传说，女娲氏炼五色石以补天。这里用来比喻《金匮要略》中治疗水肿病的方剂都具有很好的疗效，有回天之功。

③ 十二方：指《金匮要略·水肿病脉证并治篇》中所载的十二个方子，即防己茯苓汤、越婢汤、越婢加术汤、杏子汤、甘草麻黄汤、蒲灰散、麻黄附子汤、黄芪芍药桂枝苦酒汤、桂枝加黄芪汤、桂枝去芍药加麻黄细辛附子汤、枳术汤以及附方外台防己黄芪汤。

④ 肩斯道：肩，担负、承担。斯道，指医学这门学问。

⑤ 炎凉：这里比喻一个人没有正确的见解和坚定的信念，人云亦云，或跟着潮流跑。

【白话解】 张仲景在《金匮要略》中把五种水肿病的脉因证治论述的十分精详，同时还记载了十二个疗效很好的方子。凡是肩负着医学重任的同行同道们，切不可随波逐流，人云亦云，而不去深入研究《金匮要略》中那些精深的理论和经验良方。

【解读】 水肿，是因感受外邪，劳倦内伤，或饮食失调，使气化不利，津液输布失常，导致水液潴留，泛溢于肌肤，引起以头面、眼睑、四肢、腹背，甚至全身水肿等为特征的病症。中医的水肿病可见于现代医学的许多疾病。

关于水肿的病因、病机，中医学认为，人体的水液运行，有赖于脏腑气化，诸如肺气的通调，脾胃之气的转输，肾气的蒸腾等。如果由于外邪的侵袭，或脏腑功能失调，或脏腑亏虚，使三焦决渎失职，膀胱气化不利，即可发生水肿。对于水肿的治疗，常用的治法有利尿、发汗、健脾、温化、燥湿理气、清热解毒、泻下逐水、扶正固本等。中医对水肿病的治疗方法可以治疗许多现代医学中以水肿为症状的疾病。如急慢性肾炎、肾衰、尿毒症、充血性心力衰竭等病症。中医临床在水肿的病因、病理、辨证分型、治法方药等方面，总结了不少新经验，取得了一些新进展，丰富了本病辨证论治的内容。

《金匮要略·水肿病脉证并治篇》中所载十二个方剂，即防己茯苓汤、越婢汤、越婢加术汤、杏子汤、甘草麻黄汤、蒲灰散、麻黄附子汤、黄芪芍药桂枝苦酒汤、桂枝加黄芪汤、桂枝去芍药加麻黄细辛附子汤、枳术汤以及附方《外台》防己黄芪汤。这些方剂均可用于水肿病的治疗，使用恰当疗效很好。

附方　水肿方

五皮饮　此方出华元化《中藏经》。以皮治皮，不伤中气。所以为治肿通用之剂。

大腹皮_{酒洗}　桑白皮_{生。各三钱}　云苓皮_{四钱}　陈皮_{三钱}　生姜皮_{一钱}

水三杯，煎八分，温服。上肿宜发汗，加紫苏叶、荆芥各二钱，防风一钱，杏仁一钱五分；下肿宜利小便，加防己二钱，木通、赤小豆各一钱三分。喘而腹胀加生莱菔子、杏仁各二钱。小便不利者为阳水，加赤小豆、防己、地肤子；小便自利者为阴水，加白术二钱，苍术、川椒各一钱五分。热加海蛤三钱，知母一钱五分；寒加附子、干姜各二钱，肉桂一钱。呕逆加半夏、生姜各二钱；腹痛加白芍一钱，桂枝一钱，炙甘草一钱。

导水茯苓汤　治水肿。头面、手足、遍身肿如烂瓜之状，按而塌陷，胸腹喘满，不能转侧安睡，饮食不下，小便秘涩，溺出如割，或如黑豆汁而绝少，服喘嗽气逆诸药不效者，用此即渐利而愈。

泽泻　赤茯苓　麦门冬去心　白术各二两　桑白反　紫苏　槟榔　木瓜各一两　大腹皮　陈皮　砂仁　木香各七钱五分

上咬咀，每服一二两，水二杯，灯草三十根，煎八分，食远服。如病重者可用药二两，又加麦冬及灯草半两，以水一斗于砂锅内，熬至一大碗，再下小锅内，煎至一钟，五更空心服。

加减金匮肾气丸　治脾肾两虚，肿势渐大，喘促不眠等证。

熟地四两　云茯苓三两　肉桂　牛膝　丹皮　山药　泽泻　车前子　山茱萸各二两　附子五钱

研末，炼蜜丸如桐子大，每服三钱，灯草汤送下，一日两服。以两为钱，水煎服，名加减金匮肾气汤，但附子必倍用，方效。加川椒目一钱五分，巴戟天二钱，治脚面胕。

防己黄芪汤《金匮》　治风水，脉浮、身重、汗出、恶风。

防己三钱　炙草一钱五分　白术二钱　黄芪三钱　生姜四片　大枣一枚

水二杯，煎八分，服。服后如虫行皮中，从腰下如冰，后坐被上，又以一被绕腰下，温令微汗，瘥。喘者加麻黄，胃中不和者加芍药，气上冲者加桂枝。

虚汗自出，故不用麻黄以散之，只用防己以驱之。服后身如虫行及腰下如冰云云，皆湿下行之征也。然非芪、术、甘草，焉能使卫气复振，而湿下行哉。

越婢汤《金匮》 治恶风一身悉肿，脉浮不渴，续自汗出，无大热者。

麻黄六钱　石膏八钱　甘草二钱　生姜三钱　大枣五枚

水四杯，先煮麻黄至三杯，去沫，入诸药，煎八分，服。日夜作三服。恶风者加附子一钱，风水加白术三钱。

前云身重为湿多，此云一身悉肿为风多，风多气多热亦多，且属急风，故用此猛剂。

杏子汤 脉浮者为风水，发其汗即已。方阙。或云即甘草麻黄汤加杏仁。

皮水水行于皮中也，其脉浮，外证跗肿，按之没指。曰不恶风者，不兼风也；曰其腹如鼓者，外有胀形，内不坚满也；曰不渴者，病不在内也；曰当发其汗者，以水在皮宜汗也。

防己茯苓汤《金匮》 治四肢肿，水在皮中聂聂动者。

防己　桂枝　黄芪各三钱　茯苓六钱　炙草一钱

水三杯，煎八分，服，日夜作三服。

药亦同防己黄芪汤，但去术加桂、苓者。风水之湿在经络，近内；皮水之湿在皮肤，近外。故但以苓协桂，渗周身之湿，而不以术燥其中气也。不用姜、枣者，湿不在上焦之营卫。无取乎宜之也。

蒲灰散《金匮》 厥而为皮水者，此主之。肿甚而溃之者逆证，厥之为言逆也。

蒲灰半斤　滑石一斤

为末，饮服方寸匕，日三服。

愚按：当是外敷法。然利湿热之剂。亦可内服外掺也。

越婢加术汤《金匮》　里水此主之，甘草麻黄汤亦主之。按：里水当是皮水笔误也。或水在皮里，即皮水之重者，亦未可知。方见风水。

甘草麻黄汤

甘草四钱　麻黄二钱

水二杯，先煮麻黄至一杯半，去沫，入甘草，煮七分，服。重复汗出，不汗再服，慎风寒。

二药上宜肺气，中助土气，外行水气。

正水水之正状也。其脉迟者，水属阴也。外证自喘者，阴甚于下，不复与胸中之阳气相调，水气隔阳而喘也。其目窠如蚕，两胫肿大诸证，《金匮》未言，无不俱见。

愚按：正水《金匮》未出方。然提纲云：脉沉迟外证自喘，则真武汤、小青龙汤皆正治之的方。越婢加附子汤、麻黄附子汤亦变证之备方。桂甘麻辛附子汤加生桑皮五钱，黑豆一两，为穷极之巧方。此正水之拟治法也。

石水谓下焦水坚如石也，其脉自沉，外证少腹满，不喘。

麻黄附子汤

麻黄三钱　炙草二钱　附子一钱

水二杯，先煮麻黄至一杯半，去沫，入诸药，煎七分，温服，日作三服。此即麻黄附子甘草汤，分量略异。即以温经散寒之法，变为温经利水之妙。

黄汗汗出沾衣而色黄也。汗出入水，水邪伤心，或汗出当风所致。汗与水皆属水气，因其入而内结，则郁热而黄。其脉沉而迟。外证身发热，四肢头面肿，久不愈必致痈脓。

黄芪桂枝芍药苦酒汤《金匮》　治身体肿，发热汗出而渴，状如风水，汗出沾衣，色正黄如柏汁，脉自沉。风水脉浮。黄汗脉沉。以汗出入水中浴，水从毛孔入得之。水气从毛孔入而伤其心，故水火相侵而色黄。水气搏结，而脉沉也。凡看书宜活看。此证亦有从酒后汗出当风所致者。虽无外水，而所出之汗，因风内返亦是水。凡脾胃受湿，湿久生热，湿热交蒸而成黄色，皆可以汗出入水之意悟之。

黄芪五钱　芍药　桂枝各三钱

苦酒一杯半，水一杯，煎八分，温服。当心烦至六七日乃解。汗出于心，苦酒止之太急，故心烦至六七日，正复而邪自退也。

桂枝加黄芪汤《金匮》　黄汗之病，两胫自冷，盗汗出，汗已反发热，久久身必甲错。发热不止者必生恶疮。若身重汗出已辄轻者，久久必身𥆧，𥆧即胸中痛。又从腰以上汗出，下无汗，腰髋弛痛，如有物在皮中状，剧者不能食，身疼重，烦躁小便不利。以上皆黄汗之变证。师备拟之以立治法，兹因集隘，不能全录，只辑其要。此为黄汗。言变证虽多，而其源总由水气伤心所致。结此一句，见治法不离其宗。

桂枝　芍药　生姜各三钱　甘草　黄芪各二钱　大枣四枚

水三杯，煮八分，温服。须臾，啜热粥一杯余，以助药力。温服取微汗，若不汗，更服。前方止汗，是治黄汗之正病法。此方令微汗，是治黄汗之变症法。

胀满蛊胀第十二水肿参看

【原文】

胀①为病，辨实虚。胀者胀之于内也。虚胀误攻则坏，实胀误补则增。

气骤滞，七气疏。七气汤能疏通滞气。

满拒按，七物祛。腹满拒按宜《金匮》厚朴七物汤。即桂枝汤小承气汤合用，以两解表里之实邪也。

胀闭痛，三物锄。腹满而痛。若大便实者宜《金匮》厚朴三物汤，行气中兼荡实法，以锄其病根。以上言实胀之治法。

【提要】　胀满病有虚实之别。本段论述了胀满病应先辨虚实，以上几句均谈实胀的治法。

【注释】

①胀：指胸胁脘腹部位胀满不舒的症状。可由多种原因引起，如气滞、食滞、大便秘结等。

【白话解】　胀满这一症状可由多种原因引起，临床辨证应首先分清它的虚实。因虚胀误攻可使正气更伤，实胀误补会使胀满更增。实证的胀满多由实邪阻滞所致。发病多急骤，症状较重，多难自行缓解，治疗以祛邪行气除满为原则。凡是气的运行突然受阻，气滞胀满的，用七气汤来疏通气机；如肚腹胀满拒按的，须用厚朴七物汤来两解表里的实邪；若见腹部胀满，大便闭结而痛的，可用厚朴三物汤，行气中兼荡腑实之邪。

【原文】

若虚胀^①，且踌躇^②。仔细诊视，勿轻下药。

中央^③健，四旁如。喻嘉言云：执中央以运四旁。千古格言。

参竺典^④，大地舆^⑤。土木无忤则为复。佛经以风轮主持大地。余于此悟到治胀之源头。

【提要】 本段论述了虚胀的治疗应以调理脾胃为主。

【注释】

① 虚胀：多由中焦脾胃虚弱，运化失常，气机升降无力所致。症见脘腹胀满，以午后重、触之无形、时胀时缓、不痛为特征。

② 踌躇：再三斟酌考虑。

③ 中央：土居中央，脾胃属土，因此以中央代表脾胃。

④ 竺典：指佛经。佛经是从印度传来的，我国古时称印度为天竺国。

⑤ 大地舆：舆，指车或车上可以载人载物的地方。大地，即土，土能生长万物。大地舆，即大地承载生长万物的意思。

【白话解】 虚性的胀满证，治疗时要特别仔细，勿轻易下药。应当知道，虚胀的成因主要是脾胃虚弱运化无力。所以，只有使中央脾土强健起来，四旁才能通畅自如。印度的佛经也以土为四大物质（水、地、风、火）之一，土能生长承载万物，"执中央以运四旁"，是千古的格言。

【原文】

单腹胀①，**实难除**。四肢不肿而腹大如鼓。

山风卦②，**指南车**③。《周易》卦象山风蛊。

易④**中旨**⑤，**费居诸**⑥。《易》曰：蛊，刚上而柔下。巽而止蛊。注：卦变、卦体。刚上柔下，上情高亢而不下接，下情退缩而不上交，两情不相通也。卦德，下巽上止。在下逡巡畏缩，而无敢为之心。在上因循止息，而无必为之志。庶事日以隳也。此言致蛊之由。医者参透此理，亦知蛊病之由。《易》又曰：蛊，元亨而天下治也。利涉大川。注有事也。先甲三日，后甲三日。终则有始天行也。注：当蛊坏之日，有人以治之。以至于元亨。而天下之治，实始于此也。曰利涉大川者，言治蛊之人宜涉险阻以济之。其止也，当矫之以奋发，其巽也，当矫之以刚果。是往有事也。治之之道，必先甲三日以更始，后甲三日以图终，则拨乱反治。乱之终即治之始，终则有始。人事之挽回，即天运之循环天行也。此言治蛊之事。医者参透此理，亦可以治蛊病矣。要知人身中胃属艮卦，不欲其一向苟止。肝属巽卦，不欲其一向卑巽。利涉大川，元亨前大有经济自新。丁宁涉川时大费精神。能具此回天手段，而后无愧为上医。

【提要】　本段论述了单腹胀的预后、形成原因及病机。

【注释】

①单腹胀：又称臌胀、蛊胀、蜘蛛蛊等。多因酒食不节、情志所伤、感染水毒、劳伤过度，以及黄疸、积聚失治，致使肝、脾、肾等脏功能失调，气、血、水淤积于腹内而成。单腹胀的主要症状为腹部胀大，四肢不肿，甚至更见消瘦如柴。臌胀初起以气胀为主，叩之如鼓，仅在转侧时有振水声；臌胀后期，腹水显著增多，腹部胀大绷急，按之坚满，并可见脐心突出，青筋暴露，脉络瘀阻等症状。此外，患者面色多萎黄晦暗，面部、颈胸部的皮肤上可见红丝赤缕。

②山风卦：《周易》里的一卦，由艮卦与巽卦合成，艮为山，巽为风，故名山风卦。又以艮代表脾土，巽代表肝木，肝脾本身和它们之间的关系失常，是造成蛊胀的原因。

③ 指南车：古代用来指示南北方向的工具。这里用来比喻指导方针。

④ 易：指《周易》。

⑤ 旨：理论、宗旨。

⑥ 费居诸：《诗经》说"日居月诸"，代表光阴的意思。费居诸，就是花费时间。

【白话解】　腹部胀大而四肢不肿的单腹胀，治疗起来十分困难。《易经》中山风卦所代表的事物及其相互之间的关系，可以借鉴作为治疗蛊胀病的指导方针。要想弄懂弄通《周易》中有关这方面的理论，是要花费一些时间和精力的。

【解读】　单腹胀主要见于现代医学的肝硬化腹水引起的腹胀。关于单腹胀的治疗，本段的"山风卦"提示了木土不和是关键病因，故治疗应注意改善肝脾二脏本身的功能状况和调理它们之间的关系。由于单腹胀病症错综复杂，治疗也极为困难，故在临床辨治时应掌握基本治疗原则，抓住要点。单腹胀病起于肝、脾、肾等脏的功能障碍，而形成有形之水邪，一开始就呈现出虚实夹杂之象，所以治疗此病总是祛邪扶正相结合。初起，患者体质尚可，正气尚足，可以祛邪为主兼以扶正，祛邪可酌情选用行气、利水、消瘀、化积等法，以逐水消胀，但千万不可攻伐太过，"衰其大半而止"，以防伤正。晚期多属虚证，可选用温补脾肾法以培其本，但此时腹水往往很多，标症也很紧急，故在扶正补虚的同时仍应兼顾祛邪。

附方　腹胀蛊胀方

七气汤<small>方见心腹痛</small>　治实胀属七情之气者。

胃苓散　消胀行水。

苍术<small>一钱五分炒</small>　白术　厚朴<small>各一钱五分</small>　桂枝<small>一钱</small>　陈皮　泽泻　猪苓<small>各一钱五分</small>　炙草<small>七分</small>　茯苓<small>四钱</small>

加生姜五片，水三杯，煎八分，服。去桂、草，以煨半熟蒜头，捣为丸，陈米汤下三四钱，一日两服更妙。

三物厚朴汤　七物厚朴汤<small>二方俱见腹痛。</small>

桂甘姜枣麻辛附子汤<small>《金匮》</small>　治气分心下坚大如盘，边如旋杯。

桂枝　生姜<small>各三钱</small>　甘草　麻黄　细辛<small>各二钱</small>　附子<small>一钱</small>　大枣<small>三枚</small>

水三杯，先煮麻黄至二杯，去沫，入诸药，煎八分，温服，日夜作三服，当汗出如虫行皮上，即愈。

此症是心肾不交病。上不能降，下不能升，日积月累，如铁石难破。方中桂、甘、姜、枣以和其上，而复厎麻黄、细辛、附子少阴的剂，以治其下。庶上下交通而病愈。所谓大气一转，其气乃散也。

枳术汤<small>《金匮》</small>　治心下坚大如盘，<small>如盘而不如杯，邪尚散漫未结，虽坚大而不满痛也。</small>水饮所作。<small>与气分有别也。气无形以辛甘散之，水有形以苦泄之。</small>

枳实<small>二钱</small>　白术<small>四钱</small>

水二杯，煎八分，服，日夜作三服，腹中软即止。

禹余粮丸<small>《三因》</small>　治十肿。水气脚膝肿，上下喘急，小便不利，但是水气，悉皆主之。<small>许学士及丹溪皆云此方治膨胀之要药。</small>

蛇含石大者三两。以新铁铫盛入炭火中烧石，与铫子一般红，用钳取石，倾入醋中，候冷，取石，研极细　禹余粮石三两　真针砂五两。先以淘净炒干，入余粮一处，用米醋二升，就铫内煮醋干为度。后用铫并药入炭中，烧红钳出，倾药净砖地上，候冷，研细　以三物为主。其次量人虚实，入下项。治水妙在转输。此方三物，既非大戟、甘遂、芫花之比，又有下项药扶持。故虚人老人亦可服用

羌活　木香　茯苓　川芎　牛膝酒浸　桂心　蓬术　青皮　附子　干姜炮　白豆蔻炮　大茴香炒　京三棱炮　白蒺藜　当归酒浸一宿。各半两

上为末，入前药拌匀，以汤浸蒸饼，掐去水，和药再杵极匀，丸如桐子大，食前温酒白汤下三十丸至五十丸。最忌盐，一毫不可入口，否则发疾愈甚。但试服药，即于小便内旋去，不动脏腑，病去日，日三服，兼以温和调补气血药助之。真神方也。此方昔人用之屡效，以其大能暖水脏也。服此丸更以调补气血药助之，不为峻也。

暑症第十三

【原文】

伤暑症，动静商。夏月伤暑分动静者，说本东垣。

【提要】　本句论述了暑症的分类。

【白话解】　夏天伤于暑气的病症，根据李东垣的看法，有动静之分。

【原文】

动而得，热为殃。得于长途赤日，身热如焚，面垢体倦，口渴脉洪而弱。

六一散，白虎汤。六一散治一切暑症。白虎汤加人参者，以大汗不止，暑伤元气也。加苍术者，治身热足冷，以暑必挟湿也。

【提要】　本段论述了中暑的病因、症状和常用的治疗方法方药。

【白话解】　因动而得的暑症，往往是由于在烈日下或在炎热的环境中劳作而成，即现在所说的中暑。暑热之邪是主要病因。暑为阳邪，其性升散，伤津耗气，又因暑季多湿，所以治疗中暑的大法为清热、益气、养阴、除湿。治疗可用六一散或白虎汤。前者用于暑症发热小便短赤的轻证；后者用于发热汗出，烦渴脉洪的重证。

【解读】　暑症在《金匮要略》中称为"中热""中暍"，至明《景岳全书》，始有阳暑与阴暑之分，并在阳暑中又分为"阳中之阳"与"阳中之阴"。到了清代，才将阳暑称为"中暑"，阴暑称为"伤暑"。本段所谓"伤暑症"，实际上包括了阳暑和阴暑两大类，并不单指阴暑。六一散、白虎汤、白虎加人参汤、白虎加苍术汤等均为常用方，可以辨证运用。

【原文】

静而得，起贪凉。处于高厦深室，畏热贪凉，受阴暑之气。

恶寒象，热逾常。恶寒与伤寒同，而发热较伤寒倍盛。

　　心烦辨，切莫忘。*虽同伤寒而心烦以别之。且伤寒脉盛，伤暑脉虚。*

　　香薷饮，有专长。*香薷发汗利水，为暑症之专药也。有谓夏月不可用香薷，则香薷将用于何时也。*

　　大顺散，从症方。*此治暑天畏热贪凉成病，非治暑也。此舍时从症之方。*

　　【提要】　本段论述阴暑的形成原因、症状及治疗。

　　【白话解】　因静而得的暑症，常常是由于避热贪凉，在阴凉之处坐卧而得，所以又称为"阴暑"症。主症头身疼痛，肢体厥冷，恶寒发热，心烦呕恶，有些类似伤寒，但仔细鉴别还是不一样的。阴暑症的热象往往比伤寒重，并且由于暑热内闭、扰乱心神而有心烦躁扰的症状。临证时要仔细审辨。香薷饮中香薷发汗利湿健胃，是治疗阴暑症的专药。大顺散温中扶阳，可治疗阴暑寒象较重的病症，是舍时从症之方。

　　【原文】

　　生脉散，久服康。*此夏月常服之剂，非治病方也。*

　　东垣法，防气伤。*暑伤元气，药宜从补。东垣清暑益气汤颇超。*

　　杂说起，道弗彰[①]。*以上皆诸家之臆说。而先圣之道，反为之晦。若行道人不可不熟记之，以资顾问。*

　　【提要】　本段论述暑伤气阴的治疗。推崇东垣清暑益气汤和生脉散。

　　【注释】

　　① 弗彰：此处当不被人重视讲。

【白话解】　生脉散具有养阴益气止汗的作用，且药性平和，是很好的暑季预防调理之剂。经常服用，可以预防中暑，保持身体健康。李东垣根据暑邪耗伤元气的致病特点，创立了清暑益气汤，治疗暑症气阴两伤，效果很好。以上讲的都是后世各家的学说，而张仲景治疗暑症的方法，反而不被人们重视了。

【原文】

若精蕴①，**祖仲师**②。仲景《伤寒论》《金匮要略·痉湿暍篇》，字字皆精义奥蕴。

太阳病，旨在兹。仲师谓太阳中暍。太阳二字，大眼目也。因人俱认为热邪，故提出太阳二字以喝醒之。寒暑皆为外邪中于阳，而阳气盛则寒亦为热。中于阳而阳气虚，则暑亦为寒。若中于阴无分寒暑，皆为阴症。如酷暑炎热并无寒邪，反多阴症。总之，邪之中人，随人身之六气、阴阳、虚实而旋转变化。非必伤寒为阴，中暑为阳也。

经脉③**辨，标本**④**歧。**师云：太阳中暍发热者，病太阳而得标阳之气也。恶寒者，病太阳而得本寒之气也。身重而疼痛者，病太阳通体之经也。脉弦细芤迟者，病太阳通体之脉也。小便已洒洒然毛耸手足逆冷者，病太阳本寒之气不得阳热之化也。小有劳身即热、口开、前板齿燥者，病太阳标阳之化不得阴液之滋也。此太阳中暍标本经脉皆病，治当助其标本，益其经脉。若妄施汗下温针，则误矣。

临症辨，法外思。愚按：借用麻杏石甘汤治中暑头痛汗出而喘口渴之外症，黄连阿胶鸡子黄汤治心烦不得卧之内症。至柴胡、栀子、承气等汤，俱可取用。师云：渴者与猪苓汤。又云：瘀热在里，用麻连轺豆汤，育阴利湿，俱从小便而出。此法外之法，神而明之，存乎其人焉。

　　方两出⑤，**大神奇**。暑之中人，随人之阴阳、虚实为旋转变化。如阳脏多火，暑即寓于火之中，为汗出而烦渴，师有白虎加人参之法。如阴脏多湿，暑即伏于湿之内，为身热、疼重、脉微弱，师以夏月伤冷水，水行皮肤所致。指暑病以湿为病，治以一物瓜蒂汤，令水去而湿无所依，而亦解也。

　　【提要】　本段陈修园告诫人们要仔细研读张仲景的著作。

　　【注释】

　　① 精蕴：学问精深。

　　② 仲师：即张仲景。

　　③ 经脉：指太阳病的经证和脉象。太阳经络受邪，可见身重而疼痛；太阳病的脉象可见弦细芤迟。

　　④ 标本：指太阳经的标气和本气。太阳经本气寒而标气阳。伤暑发热，是病太阳而得标阳之气；恶寒，是病太阳而得本寒之气。伤暑即太阳中暍，是太阳标本皆病之症。

　　⑤ 方两出：指张仲景的白虎加人参汤和一物瓜蒂汤。白虎加人参汤养阴、退热、补气，治中暑元气受伤。瓜蒂汤利湿行水，治疗暑症挟湿。

　　【白话解】　若想使治疗暑症的学问更精深，就应师法张仲景，《伤寒论》的太阳病就包括有治疗暑症的理论和治法，他把伤暑症发病的经证、脉象、标病，本病都分辨得清清楚楚。临床辨治时，应根据这些理论原则，灵活选用。用麻杏石甘汤治中暑头痛汗出而喘口渴之外症。黄连阿胶鸡子黄汤治心烦不得卧之内症。小柴胡汤、栀子汤、三承气汤等，俱可取用。渴者与猪苓汤。瘀热在里，用麻黄连轺赤小豆汤，育阴利湿，使得湿热俱从小便而出。还有张仲景的白虎加人参汤、一物瓜蒂汤两个处方，如果应用恰当，疗效是十分理想的。

附方　暑症方

六一散河间　治一切暑病。

滑石六两　甘草一两

研末，每服三钱，井花水下，或灯草汤下。

白虎汤仲景　治伤暑，大渴、大汗之证。

方见伤寒。加人参者以暑伤元气也；加苍术者治身热足冷，以暑必挟湿也。

香薷饮　治伤暑。发热、身痛、口燥、舌干、吐泻。

甘草一钱　厚朴一钱五分　扁豆二钱　香薷四钱

水二杯，煎八分，冷服，或温服。泻利加茯苓、白术；呕吐加半夏；暑气发摇加羌活、秦艽。

大顺散　治阴暑，即畏热贪凉之病。

干姜一钱，炒　甘草八分，炒　杏仁去皮尖，六分，炒　肉桂六分

共为细末，每服三钱，水一杯，煎七分，服。如烦躁，井花水调下一钱。

生脉散　却暑良方。

人参一钱　麦冬三钱　五味子一钱

水一杯，煎七分，服。

清暑益气汤_{东垣}

炙芪_{一钱五分}　人参　白术　苍术　青皮　陈皮　麦冬

猪苓　黄柏_{各五分}　干葛　泽泻_{各二钱}　神曲_{八分}　炙草　五味子

_{各三分}　升麻_{三分}　归身_{三分}

加生姜三片，大枣二枚，水二杯，煎七分，服。

一物瓜蒂汤_{《金匮》}

瓜蒂_{二十个}

水二杯，煎八分，服。

泄泻第十四

【原文】

湿气胜，五泻^①**成**。书云：湿成五泄。

胃苓散，厥功宏^②。胃苓散暖脾、平胃、利水，为泄泻之要方。

【提要】　本段论述泄泻的分类，指出湿气盛是泄泻产生的主要原因。推崇胃苓散，称为泄泻之要方。

【注释】

① 五泻：《难经·五十七难》将泄泻分为五种，即胃泄、脾泄、大肠泄、小肠泄、大瘕泄。

② 厥功宏：厥功，指功劳和贡献。厥功宏指胃苓散治疗泄泻功劳很大，疗效很好。

【白话解】　湿气过盛是造成五种泄泻的主要原因。胃苓散有健脾燥湿通利小便的作用，对于治疗泄泻证，它的功效是十分显著的。

【原文】

湿而冷，萸附行。胃苓散加吴茱萸、附子之类；腹痛加木香。

湿而热，连芩程。胃苓散加黄连、黄芩；热甚去桂枝加葛根。

湿挟积，曲楂迎。食积加神曲、山楂；酒积加葛枳。

虚兼湿，参附苓。胃苓散加入人参、附子之类。

【提要】　本段论述胃苓散加减治疗各种泄泻。

【白话解】　泄泻的治疗，健脾、和胃、利湿是其大法。所以以胃苓散作为主方。但临证时还应注意各种兼夹症的不同，如兼寒、兼热、夹积、夹虚，等等，治疗应在主方的基础上进行加减变化，如兼寒，即寒湿泄泻，可加入吴茱萸、附子、干姜等；兼热，即湿热泄泻，可加入黄连、黄芩；夹食积，可加入神曲、山楂；夹虚湿，可加入人参、附子、茯苓等温阳利水之品。

【解读】　泄泻，是指大便次数增多，粪质稀溏或完谷不化，甚至泻出如水样。泄泻作为一个病症，其发生原因主要是由于湿胜和脾虚失运。外感湿邪侵入人体，损伤脾胃，运化失常，即《素问·阴阳应象大论》所谓"湿胜则濡泻"。内生湿邪则与脾虚关系最为密切。脾虚失运，水谷不化精微，湿浊内生，混杂而下，发生泄泻。《景岳全书·泄泻》篇指出："泄泻之本，无不由于脾胃。"即使是肝肾所引起的泄泻，也多在脾虚的基础上发生。脾虚失运，可导致湿胜，而湿胜又可影响脾的运化，故脾虚与湿胜是互相影响、互为因果的。治疗泄泻多从健脾祛湿入手，胃苓汤为常用的有效方。

【原文】

脾肾泻①**，近天明。** 五鼓以后泻者，肾虚也。泻有定时，有土主信，脾虚也，故名脾肾泻，难治。

四神服，勿纷更。 四神丸加白术、人参、干姜、附子、茯苓、罂粟壳之类为丸，久服方效。

【提要】 本段论述脾肾阳虚泄泻的症状及治疗方药。

【注释】

① 脾肾泻：指肾阳虚衰，不能温煦脾土而发生的泄泻。脾肾泄的主要症状是黎明之前脐腹作痛，肠鸣即泻，泻后则安，形寒肢冷，腰膝酸软，舌淡苔白，脉沉细。对于黎明泄泻的产生，中医病机学认为是因黎明之前阴寒较盛，脾阳更衰所致。

【白话解】 脾肾阳虚引起的泄泻多发生在近天明的时候，治疗这种病应该服用四神丸。四神丸通过补益命门之火来暖脾，燥湿散寒而止泻。用四神丸时需加白术、人参、干姜、附子、茯苓、罂粟壳等，应长期坚持服用，切勿频繁地更换处方，以免影响疗效。

【原文】

恒法①**外，《内经》精。** 照此法治而不愈者，宜求之《内经》。

肠脏说②**，得其情。** 肠热脏寒，肠寒脏热。《内经》精义，张石顽颇得其解。

泻心类③，**特丁宁**④。诸泻心汤张石顽俱借来治泻。与《内经》之旨颇合。详载《医学从众录》。

【提要】 本段论述了《内经》的肠脏说。陈修园认为，泄泻有相当一部分是寒热错杂的，《伤寒论》中的泻心汤类方剂很适合治疗这一类泄泻。

【注释】

① 恒法：常规疗法。

② 肠脏说：《内经》说："肠中热，则出黄汗如糜，脐以下皮寒；肠中寒，肠鸣飧泄。"清代张石顽所著《张氏医通》，根据《内经》的理论，阐述了泄泻与肠脏寒热相互影响的关系。陈修园进一步体会了泄泻有肠热脏寒，或脏热肠寒的寒热错杂现象，治疗提示可用泻心汤类寒热并用、辛开苦降的方剂。

③ 泻心类：指《伤寒论》里记载的各种泻心汤。

④ 丁宁：即叮咛，反复嘱咐。

【白话解】 前面所谈的泄泻多是比较典型的寒证、热证、虚证、实证，除此以外，临床还有一些不太典型的、症状错综复杂的泄泻病症，如胃寒而肠热，或肠寒而胃热，这就是《内经》中记载的肠脏学说。治疗应使用《伤寒论》中所载的泻心汤类的方剂，这是在临证时需要特别注意的。

附方　泄泻方

胃苓散　方见胀满。加减详三字经小注。

四神丸　治脾肾虚寒，五更泄泻。

补骨脂_{四两，酒炒}　肉豆蔻_{面煨，去油}　吴茱萸_炮　五味_{炒。各二两}

用红枣五两，生姜五两，同煮，去姜，将枣去皮核捣烂为丸，如桐子大。每日五更服三钱，临卧服三钱，米汤下。加白术、附子、罂粟、人参更效。

生姜泻心汤　黄连汤　甘草泻心汤　半夏泻心汤　干姜黄芩黄连人参汤　厚朴生姜半夏甘草人参汤_{以上六方，俱见《伤寒论读》}

按：以上诸法，与《内经》中热消瘅则便寒，寒中之属则便热一节，揆脉证而择用，甚验。张石顽《医通》载之甚详。但古调不弹久矣。

余新悟出一方，有泻心汤之意。上可消瘅，下可止泻，肠热胃寒，能分走而各尽其长。非有他方，即《伤寒》厥阴条之乌梅丸也。屡用屡效。

眩晕第十五

【原文】

眩晕症^①，皆属肝。《内经》云：诸风掉眩，皆属于肝。

肝风木，相火^②干。厥阴为风木之脏，厥阴风木为少阳相火所居。

风火动，两动搏^③。风与火皆属阳而主动，两动相搏，则为旋转。

头旋转，眼纷繁④。此二句，写眩晕之象也。

【提要】　本段论述眩晕的病因病机与肝的功能失常密切相关，以及眩晕的常见临床表现。

【注释】

① 眩晕症：眩晕症是目眩与头晕的总称。目眩，即眼花或眼前发黑，视物模糊。头晕，即感自身或外界影物旋转，站立不稳。二者常同时并见，故统称"眩晕"。眩晕多属肝的病变，可由风、火、痰、虚等多种原因引起。

② 相火：与"君火"相对而言，此指肝胆之火。君相二火相互配合，以温养脏腑、维持人体各种功能活动。一般认为命门、肝、胆、三焦均内寄相火。在正常生理状态，相火受君火的制约，是潜藏不动的。在病理状态时，如肝肾阴虚，则相火失制，即可形成相火妄动之证。

③ 搏：搏击。

④ 头旋转，眼纷繁：形容头晕目眩的样子。

【白话解】　眩晕这种病症的发生大多与肝有关。肝属厥阴风木，内寄相火，风与火都属阳而主动，风火相互裹挟，风借火势，火助风威，风火升腾，即可引起眩晕症的发生。主要表现为天旋地转，站立不稳，头晕目眩。

【原文】

虚痰火①**，各分观**。仲景主痰饮。丹溪宗河间之说，谓无痰不眩，无火不晕。《内经》云：上虚则眩。又云：肾虚则头重高摇。髓海不足则脑转耳鸣。诸说不同如此。

究其指，总一般。究其殊途同归之旨。木动则生风，风生而火发。故河间以风火立论也。风生必挟木势而克土，土病则聚液而成痰。故仲景以痰饮立论，丹溪以痰火立论也。究之，肾为肝母，肾主藏精，精虚则脑空，脑空则旋转而耳鸣。故《内经》以精虚及髓海不足立论也。言虚者言其病根，言实者言其病象，其实一以贯之也。

【提要】　本段具体论述眩晕的病因病机。

【注释】

① 虚痰火：指虚痰火几种对眩晕症成因的立论学说。《内经》说是肾虚，张仲景说是痰饮，刘河间说是风火，朱丹溪说是痰火。如果深入一步看，就会发现这三种论点实际上并不矛盾，彼此并不孤立，而是有其内在联系的。肾是肝之母，肾虚则水不涵木，以致肝木生风。生风必克脾土，土虚则聚液成痰。

【白话解】　古人对于眩晕症的形成原因有"虚、火、痰"三种不同的观点，但深究它们的本质，还是可以互相统一的。其病机河间以风火立论，仲景以痰饮立论，丹溪以痰火立论。肾为肝母，肾主藏精，精虚则脑空，脑空则旋转而耳鸣，故《内经》以精虚及髓海不足立论。

【原文】

痰火亢，大黄安。 寸脉滑，按之益坚者，为上实。丹溪用大黄一味，酒炒三遍为末，茶调下一二钱。

上虚 ① **甚，鹿茸餐。** 寸脉大，按之即散者，为上虚，宜鹿茸酒。鹿茸生于头，取其以类相从，且入督脉而通于脑。每用半两酒煎去滓，入麝香少许服。或用补中益气汤及芪术膏之类。此症如钩藤、天麻、菊花之类，俱可为使。

欲下取，求其端 ②。端，头也，谓寻到源头也。欲荣其上，必灌其根。古人有上病下取法。

左归饮，正元丹。左归饮加肉苁蓉、川芎、细辛甚效。正元丹亦妙。

【提要】　本段论述了痰火眩晕、上虚眩晕及下虚眩晕的具体治法。

【注释】

① 上虚：即髓海空虚，脑转耳鸣之症，脉寸大而无力。

② 欲下取，求其端：端，头也，也就是寻找事物发生的根本原因。中医治则中有治病求本一说。欲荣其上，必灌其根，故有上病下取的治法，充分体现了中医学整体观念、治病求本的精神。

【白话解】　如果眩晕是由痰火亢盛所致，属于上部的实证，治疗可用一味大黄散来除痰降火。如果是由于上部虚损的缘故，就应服用鹿茸酒来补养。如治疗下虚上盛之证，应首先探求疾病的根源，上盛往往是由于下虚不能涵敛所致，所以下虚是疾病发生的根源。如下部虚损能得到滋养，那么表现于上部的眩晕之象也就没有了。加味左归饮、正元丹等，都是滋补肝肾之阴治疗下虚眩晕的良方。

附方　眩晕方

一味大黄散　鹿茸酒　二方见上三字经小注。

加味左归饮　治肾虚头痛如神，并治眩晕目痛。

熟地七八钱　山茱萸　怀山药　茯苓　枸杞子各三钱　细辛　炙草各一钱　川芎二钱　肉苁蓉酒洗切片，三四钱

水三杯，煎八分，温服。

正元丹《秘旨》　治命门火衰。不能生土，下利厥冷；有时阴火上冲，则头面赤热，眩晕恶心；浊气逆满，则胸胁刺痛，脐肚胀急。

人参三两，用附子一两煮汁收入，去附子　黄芪一两五钱，用川芎一两酒煮汁收入，去川芎　山药一两，用干姜二钱煮汁收入，去干姜　白术三两，用陈皮五钱煮汁收入，去陈皮　茯苓二两，用肉桂六钱酒煮汁收入。晒干勿见火，去桂　甘草一两五钱，用乌药一两煮汁收入，去乌药

上六味，除茯苓文武火缓缓焙干，勿炒伤药性，杵为散，每三钱水一盏，姜三片，红枣一枚，擘，同煎数沸，入盐一捻，和滓调服。服后，饮热酒一杯，以助药力。

呕哕吐第十六呃逆附

【原文】

呕吐哕①，**皆属胃**。呕字从沤。沤者水也，口中出水而无食也。吐字从土。土者食也，口中吐食而无水也。呕吐者水与食并出也。哕者口中有秽味也，又谓之干呕。口中有秽味，未有不干呕也。呃逆者气冲有声，声短而频也。其病皆属于胃。

二陈加，时医贵。二陈汤倍生姜，安胃降逆药也。寒加丁香、砂仁。若热，加黄连、鲜竹茹、石斛之类。

【提要】　本段论述了呕、哕、吐的区别，这三种病的发生多与胃的功能失常有关。用二陈汤加味安胃降逆来治疗。

【注释】

① 呕吐哕：都是食物或痰涎等由胃中上逆而出的病症。呕为有声有物；吐为有物无声；哕为有声无物。由于临床上很难将它们截然分开，故常合称。呕吐哕的产生多为胃失和降，气逆于上所致，故凡外感、内伤或饮食失宜等有损于胃者，皆可发生呕吐哕。

【白话解】 呕吐哕等症状，皆由胃失和降，胃气上逆所致。临床主要用降逆除痰止呕的二陈汤加减治疗，还需辨证加减用药。如属寒性的呕吐哕，可于本方内加入生姜、丁香、砂仁，以散寒降逆安胃止呕。如是热性的呕吐哕，可于本方内加入黄连、鲜竹茹、石斛等清热止呕。这是目前一般医生所常用而有效的方法。

【原文】

《玉函经》[①]，难仿佛[②]。寒热攻补，一定不移。

小柴胡，少阳谓。寒热往来而呕者，属少阳也。

【提要】 对《金匮玉函经》中有关于如何治疗呕、哕、吐的内容，应努力研究。

【注释】

①《玉函经》：即《金匮玉函经》，是张仲景所著《伤寒论》的古传本之一。后经北宋医书局校定，与宋本《伤寒论》同时刊行。其内容与宋本基本相同，但体例编次不同。

② 仿佛：是差不多，相似之意。

【白话解】《金匮玉函经》对于治疗呕吐哕的法则有详细而正确的论述，必须深入研究揣摩，否则是很难掌握和仿效的。《金匮》的小柴胡汤，是治疗少阳病的主方。少阳病的主症是寒热往来、呕吐等。

【原文】

吴茱萸，平酸味。吴茱萸汤治阳明食谷欲呕者，又治少阴症吐利、手足逆冷、烦躁欲死者，又治干呕吐涎沫者。此症呕吐，多有酸味。

【提要】　本段论述吴茱萸的性味作用。

【白话解】　张仲景用小柴胡汤和解枢机治疗少阳病的呕吐，又用吴茱萸汤来治疗阳明食谷欲呕和少阴证吐利、干呕吐涎沫者，以制酸止呕。

【解读】　许多疾病可见呕吐。少阳病的主要症状之一呕吐，究其产生的原因，中医学认为是由于少阳受病，经气不利，肝木乘土，胆热犯胃所致。治疗重在和解枢机，枢机畅利则呕吐自除。吴茱萸可以制酸，散寒止痛，降逆止呕，助阳止泻，可以用于治疗胃寒呕吐、干呕吐涎沫、少阴病吐利、手足逆冷、烦躁欲死等病症。

【原文】

食已吐，胃热沸[①]。食已即吐，其人胃素有热，食复入两热相冲，不得停留。

黄草汤，下其气。大黄甘草汤治食已即吐。《金匮》云：欲吐者不可下之。又云：食已即吐者大黄甘草汤下之，何也？曰：病在上而欲吐，宜因而越之。若逆之使下，则必愦乱益甚。若既吐矣，吐而不已，是有升无降，当逆折之。

【注释】

① 沸：指胃热过重，像水要沸腾一样。

【白话解】　食物吃下以后，立即吐出，这是由于患者素有胃热，吃进食物后两热相冲，向上升腾的缘故。治疗用大黄甘草汤清泻胃热，使得胃气得降。

【原文】

食不入，火堪畏。王太仆云：食不得入，是有火也。

黄连汤，为经纬①。喻嘉言用进退黄连汤，柯韵伯用干姜黄连黄芩人参汤。推之泻心汤亦可借用，以此数汤为经纬。

【提要】 以上两段均论述胃热呕吐的治疗。

【注释】

① 经纬：竖者为经，横者为纬。这里比喻为规范、楷模，规则。

【白话解】 如果患者不能进食，这是由于胃中有火的缘故。可用进退黄连汤、干姜黄连黄芩人参汤以及泻心汤等，这些都是临床治疗热性呕吐的有效而常用的方剂。

【原文】

若呃逆①，**代赭汇**②。代赭旋覆汤治噫气，即治呃逆。若久病呃逆，为胃气将绝，用人参一两，干姜、附子各三钱，丁香、柿蒂各一钱，可救十中之一。

【提要】 本段论述用代赭旋覆汤加减治疗呃逆以及胃气将绝呃逆的治法。

【注释】

① 呃逆：指气逆上冲，出于喉间，呃呃连声，声短而频，不能自止的病症。可偶然单独发生，也可成为他病的兼症连续而作。有虚实之分。

② 汇（huì 会）：本意盛器，引申为汇聚、汇合。

【白话解】　至于呃逆病症，是胃气上逆的表现，可用旋覆代赭汤治疗。旋覆代赭汤降逆益气和胃，各种呃逆均可随症加减使用。若久病呃逆，是胃气将绝之兆，若用人参、干姜、附子、丁香、柿蒂来治疗，可以救死回生，挽救少部分患者。

附方　呕哕吐方

二陈汤

半夏二钱　陈皮一钱　茯苓三钱　炙草八分

加生姜三片，水二杯，煎八分，服。加减法详见三字经小注。

小柴胡汤方见伤寒

吴茱萸汤方见隔食反胃

大黄甘草汤《金匮》　治食已即吐。

大黄五钱　甘草一钱五分

水二杯，煎八分，服。

干姜黄连黄芩人参汤仲景　凡呕家夹热，不利于香、砂、橘、半者，服此如神。

干姜　黄连　黄芩　人参各一钱五分

水一杯半，煎七分，服。

进退黄连汤

黄连姜汁炒　干姜炮　人参人乳拌、蒸。一钱五分　桂枝一钱　半夏姜制，一钱五分　大枣二枚

进法：用本方七味俱不制。水三茶杯，煎一杯，温服。退法：不宜用桂枝，黄连减半，或加肉桂五分。如上逐味制熟，煎服法同。但空腹服崔氏八味丸三钱半，饥服煎剂耳。

癫狂痫第十七

【原文】

重阳狂①，**重阴癫**②。《内经》云：重阳者狂，重阴者癫。

静阴象，动阳宣。癫者笑哭无时，语言无序，其人常静。狂者詈骂不避亲疏，其人常动。

【提要】 本段谈狂与癫病机和临床症状的区别。

【注释】

① 重阳狂：《内经》说："重阳者狂。"重阳就是阳气过盛。狂证以精神亢奋，狂躁刚暴，喧扰不宁为特征。多由七情过激，脏腑功能失调，以致痰火壅盛，迷塞心窍而成。

② 重阴癫：《内经》说："重阴者癫。"重阴就是阴气过盛。癫证以精神抑郁，表情淡漠，沉默痴呆，静而少动为特征。也多由思虑过度，所思不遂，以致神气受损或痰湿上蒙心窍。

【白话解】 癫和狂都是精神失常的病证，但狂证属阳热证，阳主动。癫属阴寒证，阴主静。所以狂证的特点是詈骂不避亲疏，其人常动，喧扰不宁。癫证以静默痴呆，笑哭无时，语言无序为特征。

【原文】

狂多实，痰宜蠲①。蠲除顽痰滚痰丸加乌梅、朱砂治之。生铁落饮、当归承气汤亦妙。

　　癫虚发，石补天[②]。磁朱丸是炼石补天手法。骆氏《内经拾遗》用温胆汤。

　　【提要】　本段论述狂、癫的治疗方药。

　　【注释】

　　① 蠲（juān 捐）：除去之意。古人认为狂证是由于患者精神上受到了某种过度刺激，以致体内痰火郁结，上蒙心窍，多为实证。所以治疗以泻下痰火，开窍醒神为主。可用礞石滚痰丸加乌梅、朱砂治之。生铁落饮、当归承气汤亦有好的疗效。

　　② 石补天：癫证多属虚证，治疗以补虚镇怯为主，重能镇怯，"石补天"正是借女娲炼石补天作比喻，来形容磁石、朱砂、龙骨、礞石等一类金石之品能够镇怯安神，对于治疗癫证有良好的疗效。

　　【白话解】　狂证多属实证，由于痰热蒙蔽心窍所致，治疗方法应以开窍醒神、清热祛痰为主。可用礞石滚痰丸加乌梅、朱砂治之。生铁落饮、当归承气汤亦有好的疗效。癫证多属虚证，多由神气虚弱、痰浊蒙蔽心窍所致，治疗应以镇怯安神，化痰开窍为主，重能镇怯，所以磁石、朱砂一类的金石之药，对于治疗癫证是很适宜的，临床常用成药磁朱丸重镇安神以治疗。亦可用温胆汤化痰来治。

　　【解读】　癫狂都是七情过激，精神失常的病症。一般来说狂多属实，痰火内壅；癫多属虚，痰气内阻。但也不是绝对的，二者在临床上可以相互转化，有时以癫为主，有时以狂发作，治疗应抓住气、火、痰、湿几个方面，灵活运用，不要拘泥。滚痰丸加乌梅、朱砂，生铁落饮，当归承气汤，磁朱丸，温胆汤等为常用方。

【原文】

忽搐搦[①]**，痫病**[②]**然。**手足抽掣，猝倒无知，忽作忽止，病有间断，故名曰痫。

五畜状，吐痰涎。肺如犬吠，肝如羊嘶，心如马鸣，脾如牛吼，肾如猪叫。每发必口角流涎。

有生病，历岁年。由母腹中受惊，积久失调，一触而发。病起于有生之初，非年来之新病也。《内经拾遗》用温胆汤。柯韵伯用磁朱丸。

火气亢，芦荟平。火气亢，必以大苦大寒之剂以降之。宜当归芦荟丸。

痰积痼[③]**，丹矾穿。**丹矾丸能穿入心胞络，导其痰涎从大便而出。然不如磁朱丸之妥当。

【提要】　本段论述痫病的症状特点及治疗。

【注释】

① 搐搦：肌肉不随意地收缩颤动。

② 痫病：也称"癫""羊角风"，以突然昏倒，不省人事，口吐涎沫，肢体抽搐，口中如作猪羊五畜叫声为主要临床表现的一种发作性精神失常疾病。可由痰、火、惊、气、血和先天因素等病因而成。

③ 痼：积久不易医治。

【白话解】　痫病以突然昏倒、不省人事，手足抽搐为典型症状，发作时患者常作狗猪羊等叫声，并且口角流涎或白沫。这种病有些是由于在母体内受到惊吓等刺激而成，是先天所致，生而就有的，常常经年不愈。倘若火气亢盛的，可用当归龙荟丸来清泻肝火；如果是由痰涎顽固积结所致的，可用丹矾丸、磁朱丸来祛痰。

【原文】

三症本，厥阴①愆②。 以上治法，时医习用而不效者，未知其本在于厥阴也。厥阴属风木，与少阳相火同居。厥阴之气逆，则诸气皆逆。气逆则火发，火发则风生。风生则挟木势而害土，土病则聚液而成痰。痰成必归迸入心，为以上诸症。

体用③变，标本④迁。 其本阴，其体热。

伏所主，所因⑤先。 伏其所主，先其所因。

收散⑥互，逆从⑦连。 或收、或散，或逆、或从，随所利而行之。

和中气，妙转旋。 调其中气，使之和平。自伏所主至此。其小注俱《内经》本文。转旋言心手灵活也。其要旨在调其中气二句。中气者土气也。治肝不应当取阳明，制其侮也。

悟到此，治立痊。 症虽可治，而任之不专，亦无如之何矣。

【提要】 本段论述癫、狂、痫的病因病机及治法。

【注释】

① 厥阴：指足厥阴肝。

② 愆（qiān千）：过失。此处当病变讲。

③ 体用：体，是物质实体；用，是作用、功能。体用就是物质实体与功能作用的相互关系。

④ 标本：语出《素问·标本病传论》，是通过辨别病证

的主次、本末、轻重、缓急来决定治疗的准则。中医学中标本有多种含义，如正气为本，邪气为标；病源为本，症状为标；旧病为本，新病为标；等等。临床的治疗原则是'急则治其标，缓则治其本'。癫、狂、痫三病的本在厥阴肝。厥阴属风木，与少阳相火同居。厥阴之气逆则火发，火发则风生，风生则挟木势而害土，土病则聚液而成痰，痰成必归于心而为以上三病。据此可知，癫、狂、痫病证的"本"是先病的厥阴肝，"标"是后病的脾心。

⑤ 伏所主，所因先：如果想要制伏疾病的主要症状，必须先明确它发生的原因。

⑥ 收散：是两种治疗方法。收法是收敛涣散的精气；散法是疏散内郁的邪气。

⑦ 逆从：指逆治法和从治法。逆治法又称正治法，是逆疾病证候性质而治的一种常用的治疗方法，如"寒者热之""热者寒之""虚则补之""实则泻之"等。正治法适用于疾病的征象与本质相一致的病证。从治，又叫反治。从治，是指所采用方药的性质顺从疾病的假象，与疾病的假象相一致，但究其本质，还是针对疾病的本质而治的治疗方法。临床常用的从治法有"热因热用""寒因寒用""通因通用""塞因塞用"等。

【白话解】 一般医生有时应用以上治法仍不奏效，这是因为他们不知道癫、狂、三病的病源是由于足厥阴肝的功能异常。治疗时应根据患者体质的强弱和症状缓急的不同，灵活机动地掌握治标与治本的先后。《内经》上说，如果想要制伏疾病的主要症状，必须首先明确其发生的原因，然后根据不同的病因，或用收法，或用散法，或用逆治法，或用从治法。而最主要的还是调治中焦脾胃，使它们能发挥微妙的斡旋作用，以调整人体整体的功能。如果能够揣摩清楚这些理论原则，治疗癫、狂、痫等病就可以很快收到效果。

附方　癫狂痫方

滚痰丸王隐君　治一切实痰异症。孕妇忌服。

青礞石三两，研如米大，同焰硝三两，用新磁罐内封固，以铁线扎之，外以盐泥封固，煅过，研末，水飞，二两实　沉香五分，另研　川大黄酒蒸　黄芩炒。各八两

共为末，水泛为丸，绿豆大，每服一钱至二钱，食远沸汤下。

生铁落饮　治狂妄不避亲疏。

铁落一盏。用水六杯，取三杯，入下项药　石膏一两　龙齿　茯苓　防风各七分　玄参　秦艽各五钱

铁落水三杯，煎一杯，服。一日两服。

当归承气汤《秘传方》　治男妇痰迷心窍，逾墙越壁，胡言乱走。

归尾一两　大黄酒洗　芒硝　枳实　厚朴各五钱　炙草三钱

水二杯，煎八分，服。

温胆汤　骆氏《内经拾遗》云：癫狂之由，皆是胆涎沃心，故神不守舍，理宜温胆亦治痫病。即二陈汤加枳实、鲜竹茹各二钱。或调下飞矾分半。

当归龙荟丸　治肝经实火，大便秘结，小便涩滞，或胸膈疼痛，阴囊肿胀。凡属肝经实火，皆宜用之。叶天士云：

动怒惊触，致五志阳越莫制，狂乱不避亲疏。非苦降之药，未能清爽其神识也。

当归　龙胆草　栀子仁　黄柏　黄连　黄芩各一两　大黄　芦荟　青黛各五钱　木香二钱五分　麝香五分。另研

共为末，神曲糊丸，每服二十丸，姜汤下。

丹矾丸《医通》　治五痫。

黄丹一两　白矾二两

二味入银罐中，煅通红，为末，入腊茶一两，不落水猪心血为丸，朱砂为衣。每服三十丸，茶清下。久服其涎自便出。半月后更已安神药调之。按：猪心血不黏，宜加炼蜜少许合捣。

磁朱丸　治癫狂痫如神。

磁石一两　朱砂一两　六神曲三两，生研

共研末，另以六神曲一两，水和作饼，煮浮，入前药，加炼蜜为丸如麻子大，沸汤下二钱。解见《时方歌括》。

五淋癃闭赤白浊遗精第十八

【原文】

五淋病①，**皆热结**。淋者，小便痛涩淋沥，欲去不去，欲止不止是也。皆热气结于膀胱。

膏石劳，气与血。石淋下如沙石。膏淋下如膏脂。劳淋从劳力而得。气淋气滞不通。脐下闷痛。血淋瘀血停蓄，茎中割痛。

五淋汤，是秘诀。石淋以此汤煎送发灰、滑石、石首鱼头内石研末。膏淋合萆薢分清饮。气淋加荆芥、香附、生麦芽。不愈再加升麻，或用吐法。劳淋合补中益气汤。血淋加牛膝、郁金、桃仁，入麝香少许温服。

【提要】　本段论述五种淋病的成因症状和治法。

【注释】

① 五淋病：即五种淋病，包括膏淋、石淋、劳淋、气淋和血淋。临床表现各有不同，但总以小便频急，淋沥不尽，尿道涩痛，少腹拘急，痛引脐中为共有特征。膏淋，小便中有脓样或精液样物。石淋，尿中有砂石状物，疼痛较剧。劳淋，小便涩痛，淋沥不已，时愈时作，多由劳倦所致。气淋，气滞不通，或年老气虚，常有余沥不尽，小腹膨满胀气的症状。血淋，尿时剧痛，尿中有血。

【白话解】　根据中医古籍记载，淋病有五种，它们的发病原因，多是由于热气郁结于膀胱所致。五淋包括膏淋、石淋、劳淋、气淋和血淋。五淋汤，是治疗五种淋病的有效方剂。具体用药时根据五淋的不同进行加减。石淋以此汤煎送发灰、滑石、石首鱼头内石研末。膏淋合萆薢分清饮。气淋加荆芥、香附、生麦芽。不愈，再加升麻或用吐法。劳淋合补中益气汤。血淋加牛膝、郁金、桃仁，入麝香少许温服。

【原文】

败精淋①，**加味啜。**过服金石药，与老人阳已痿，思色以降其精，以致内败而为淋。宜前汤加萆薢、石菖蒲、菟丝子以导之。

外冷淋②，**肾气咽。**五淋之外，又有冷淋。其症外候恶冷喜饮热汤。宜加味肾气丸以盐汤咽下。

【提要】 本段论述败精淋和冷淋的病因病机和治疗。

【注释】

① 败精淋：据古医籍记载，败精淋的成因多是由于过服金石药或年老房室不慎，以致精败而为淋。

② 冷淋：是一种由于肾阳虚衰而成的淋症，患者形寒肢冷，喜热饮。水积膀胱，尿道肿痛，小便清白。

【白话解】 五淋汤是治疗各种淋病的好方子，随症加减，可统治五种淋病。如遇由于过服金石药以及年老房室不慎，导致精败而为淋的败精淋病，可在五淋汤方中加入萆薢、石菖蒲、菟丝子来服用。此外，还有一种冷淋，多由肾阳虚衰、气化不利所致，可用肾气丸治之。

【解读】 淋证多见于现代医学的泌尿系统感染。淋证以尿急、尿频、淋漓不尽、尿道涩痛，小腹拘急，痛引脐中为特点。多因肾虚或膀胱湿热，气化失司，水道不利所致。病位在肾与膀胱，病初多邪实之证，病久则由实转虚，也可呈现虚实夹杂的证候。其临床症状有两类，一类是膀胱气化失常，水道不利所引起；另一类是各种淋证的特殊症状。与淋证作鉴别的病症有：癃闭、赤白浊、尿血等。

淋证中医一般分为五种类型，即热淋、血淋、气淋、石淋和膏淋，也有分为六种类型的，即再加劳淋。在辨证时，要抓住辨明淋证种类、审查证候虚实、注意标本缓急三个要点。一般来说，热淋、石淋属实，前者宜利尿通淋、清热解毒，后者当通淋利尿、涤除砂石；劳淋属虚，肾劳补肾，脾劳补中，心劳补益气阴。血淋、气淋、膏淋，或实或虚，实证血淋当清热通淋、凉血止血。气淋当理气和血、通利除湿、分清别浊，清心通络；虚证血淋宜滋补肾阴，清热止血。气淋宜补中健脾、益气升陷。膏淋宜补肾固涩。

各种淋证的关系，表现在转归上，一是虚实的互相转化，二是各种淋证的互相转化，也可两种淋证或虚实同时并见。认识这种转化关系，对临床有实际指导意义。

【原文】

点滴无，名癃闭①。小便点滴不通，与五淋之短缩不同。

【提要】　本段论述癃闭与淋证的异同。

【注释】

① 癃闭：指小便不利，点滴难出，甚则闭塞不通为主症的一种疾患。临床常以小便不利，点滴而出或难出，患病日久，病势较缓者为"癃"；以小便闭塞、点滴不通，病势较急者为"闭"。本病病位在膀胱，但与肺、肾、三焦等脏腑气化失常有关。

【白话解】　小便点滴难出，甚则完全闭止的病症，称为癃闭。此病与淋病不同。

【原文】

气道①**调，江河决**。前汤加化气之药，或吞滋肾丸多效。孟子云：若决江河，沛然莫之能御也。引来喻小便之多也。

上窍②**通，下窍**③**泄**。如滴水之器。闭其上而倒悬之，点滴不能下也。去其上闭而水自通。宜服补中益气汤，再服以手探吐。

外窍④**开，水源**⑤**凿**。又法：启其外窍即以开其内窍。麻黄力猛，能通阳气于至阴之地下。肺气主皮毛。配杏仁以

降气，下达州都。导水必自高原之义也。以前饮加此二味甚
效。夏月不敢用麻黄，以苏叶、防风、杏仁等份，水煎服。
温覆微汗。水即利矣。虚人以人参、麻黄各一两，水煎服，
神效。

分利⑥**多，医便错**。愈利愈闭矣。

【提要】　本段论述癃闭的治疗原则和方药。

【注释】

① 气道：指三焦气道。

② 上窍：指耳、目、口、鼻。

③ 下窍：指前后二阴，此处特指前阴。

④ 外窍：皮毛上的汗孔。

⑤ 水源：指肺脏，"肺为水之上源"。肺气能宣发肃降，
则全身水液就可下行。中医治疗水肿常用开肺气以利小便的
方法，俗称"提壶揭盖法"。

⑥ 分利：利小便。

【白话解】　治疗癃闭，首先应当调畅三焦气机。气机一
畅，小便自然通利，就好像江河决口一样，一泻而下。同样
道理，上窍通畅了，下窍也就通利了。汗孔开，肺气能够宣
降，则全身水液自然下行。如果不注意从这几个方面入手治
疗，只是一味地分利小便，那是十分错误的，甚至可出现愈
利愈闭的后果。

【解读】　癃闭是指小便量少，点滴而出，甚则闭塞不
通为主证的一种疾患。以小便不利，点滴而短少，病势较
缓者称为"癃"；以小便闭塞，点滴不通，病势较急者称为
"闭"。癃和闭虽有区别，但都是指排尿困难，只有程度上的

不同，亦有始则点滴而量少，继则闭而不通者，因此多合称为癃闭。本病病位在肾与膀胱，但与三焦气化相关。多因湿热、气结、瘀血阻碍气化，或中气不足，或肾阴、肾阳亏虚而致气化不行。

对癃闭的治疗首先要抓住主症，辨证求因，其次要根据证候区分虚实，然后再权衡轻重缓急，进行治疗。实证治宜清湿热，散瘀结，利气机而通水道。虚证治宜补脾肾，助气化，而达到气化得行，则小便自通的目的。在小便点滴不通的情况下，内服药缓不济急，可选用多种外治法来急通小便，目前临床常用的导尿法和针灸疗法，既简便又有效，可以采用。

陈修园认为，治疗癃闭需用五淋汤加化气之药，或滋肾丸。服补中益气汤，再服以手探吐。宣肺利水，五淋汤加麻黄、杏仁二味甚效。夏月不敢用麻黄，以苏叶、防风、杏仁等份，水煎服，温覆微汗，水即利矣。虚人以人参、麻黄各一两。水煎服，神效。

【原文】

浊[①]**又殊，窍道别。**淋出溺窍，浊出精窍。

前饮投，精愈滴[②]。水愈利而肾愈虚矣。

【提要】　本段论述尿浊的症状以及与淋浊的区别。

【注释】

① 浊：指小便混浊，白如泔水，但小便时无尿道疼痛为特征的疾患。多因脾肾亏虚或湿热下注引起。临床上常根据小便混浊的颜色进行分类，色白者为白浊，色赤者为赤浊，白赤相间者为赤白浊。

② 滴：此处指虚。

【白话解】 尿浊与淋证又不同，从病位来看，浊出精窍，淋出溺窍。如果仍用上述通利水道的五淋汤来治疗，则会愈利肾精愈虚。

【原文】

肾套①**谈，理脾恪**②。治浊只用肾家套药，不效，盖以脾主土，土病湿热下注，则小水浑浊。湿胜于热则为白浊；热胜于湿则为赤浊。湿热去则浊者清矣。

分清饮，佐黄柏。萆薢分清饮加苍术、白术。再加黄柏苦以燥湿，寒以除热。

心肾方，随补缀③。六八味汤丸加龙、牡，肾药也。四君子汤加远志，心药也。心肾之药与前饮间服。

【提要】 本段论述尿浊的病机为湿热下注。湿重于热则为白浊，热重于湿则为赤浊。尿浊的治法，重在理脾、清热祛湿。

【注释】

① 肾套：指治肾的常用方法。

② 理脾恪（kè 刻）：谨慎而恭敬。理脾恪就是恪守理脾治疗法则。

③ 补缀：此处当补充讲。

【白话解】 治疗尿浊病如搬用治肾那一套方法，往往效果不好。这是因为脾主土，土病湿热下注则小便混浊。正确的治法应当注重调理脾胃，方剂用萆薢分清饮加黄柏，燥湿除热。若间服补肾的六味地黄丸、八味地黄丸加龙骨、牡蛎；或补心的四君子汤加远志，疗效会更好。

【解读】　尿浊是指小便浑浊，白如泔浆，而小便时无尿道疼痛为特征的疾患。其形成原因主要为湿热下注，或脾肾亏虚。对尿浊的辨证，首先要分清是尿浊还是精浊，是白浊还是赤浊，进一步还须审察虚实，一般来说，初起多属实证，病久多属虚证或虚实夹杂。尿浊的治疗，实证宜清利，虚证宜补益，但尚需注意清中寓补，补中寓通，做到清利不伤阴，补益不呆滞。治疗尿浊重在调理脾胃。临床上常根据小便浑浊的颜色把尿浊分为两类：白色者为白浊，赤色者为赤浊，也有把两者合在一起称为赤白浊的。尿浊需与精浊、膏淋等病进行鉴别。尿浊的病因有湿热内蕴、脾虚气陷、肾元亏损。病症初起多以湿热内蕴为主；久病不愈多为脾肾虚弱。

【原文】

若遗精[①]，**另有设**。与浊病又殊。

有梦遗[②]，**龙胆折**。有梦而遗，相火旺也。余每以龙胆泻肝汤送下五倍子丸二钱，多效。张石顽云：肝热则火淫于内，魂不内守，故多淫梦失精。又云：多是阴虚阳扰，其作必在黎明阳气发动之时。可以悟矣。妙香散甚佳。

无梦遗[③]，**十全设**。无梦而遗，是气虚不能摄精。宜十全大补汤，加龙骨、牡蛎、莲须、五味子、黄柏为丸。常服。

坎离交[④]，**亦不切**。时医遇此症，便云心肾不交。用茯神、远志、莲子、枣仁之类，未中病情，皆不切之套方也。

【提要】　本段论述遗精的病机，以及其实证与虚证的治疗。

【注释】

① 遗精：是指不因性交而精液自行泄出的病证。多因君相火旺、湿热下注扰动精室，或肾虚精关不固等原因所致。

② 梦遗：有梦而遗精，多因君相火旺，或湿热下注所致。

③ 无梦遗：无梦而遗精，称为滑精，多因肾虚气虚精关不固所致。

④ 坎离交：坎离是八卦中的两卦，坎属水，代表肾；离属火，代表心。坎离交，就是心肾相交。

【白话解】　遗精这种病症的治疗方法又与尿浊不同。有梦而遗精，多属于相火旺盛，扰动精室而成，治疗可用龙胆泻肝汤清泻肝胆相火；无梦而遗，多为肾气虚精关不固，治疗可用十全大补汤加味，以双补气血，补肾涩精。时医每遇遗精，便认为是心肾不交，治疗只采用交通心肾之法，这是很不贴切的。

【解读】　遗精是指不因性交而精液自行泄出的病证，为常见的男性疾病。遗精有梦遗和滑精的不同，病理性遗精须与生理性遗精相鉴别。遗精尚须与尿浊、膏淋等病证相鉴别。遗精形成原因多因恣情纵欲、劳心过度、妄想不遂和饮食不节等引起。遗精初起以实证为主，日久则多见虚证。实证又有君相火旺，湿热下注及痰火内蕴的不同。虚证则属肾虚不固，封藏失职。其中又有偏于肾阴虚和肾阳虚之别。遗精的治疗，实证以清泄为主，虚证治宜补肾固精。若虚而有热者，当予养阴清火。

陈修园治疗梦遗，有梦而遗认为是相火旺，用龙胆泻肝汤送下五倍子丸二钱，多效。妙香散亦好。无梦而遗是气虚不能摄精，宜十全大补汤，加龙骨、牡蛎、莲须、五味子、黄柏为丸。常服有效。

附方　五淋癃闭赤白浊遗精方

五淋汤

赤茯苓三钱　白芍　山栀子各二钱　当归一钱　细甘草一钱四分

加灯心十四寸，水煎服。解见《时方歌括》。

滋肾丸　又名通关丸。治小便点滴不通，及治冲脉上逆、喘呃等证。

黄柏　知母各一钱　肉桂一钱

共研末，水泛为丸，桐子大，阴干。每服三钱，淡盐汤下。

补中益气汤方见中风　治一切气虚下陷。

萆薢分清饮　治白浊。

川萆薢四钱　益智仁　乌药各一钱半　石菖蒲一钱　一本加甘草梢一钱五分　茯苓二钱

水二杯，煎八分，入盐一捻，服，一日两服。

四君子汤方见《时方歌括》　歌曰：白浊多因心气虚，不应只作肾虚医。四君子汤加远志，一服之间见效奇。

龙胆泻肝汤　治胁痛、口苦、耳聋、筋痿、阴湿热痒、阴肿、白浊、溲血。

龙胆草三分　黄芩　栀子　泽泻各一钱　木通　车前子各五分　当归　甘草　生地各三分　柴胡一钱

水一杯半，煎八分，服。

五倍子丸　治遗精固脱之方。

五倍子_{青盐煮干，焙}　茯苓_{各二两}

为末，炼蜜丸桐子大，每服二钱，盐汤下，日两服。

妙香散

怀山药_{二两}　茯苓　茯神　龙骨　远志　人参_{各一两}　桔梗

_{五钱}　木香_{三钱}　甘草_{一钱}　麝香_{一钱}　朱砂_{二钱}

共为末，每服三钱，莲子汤调下。

疝气第十九

【原文】

疝^①任^②病，归厥阴^③。 经云：任脉为病，外结七疝，女子带下瘕聚。丹溪专治厥阴者，以肝主筋，又主痛也。

寒筋水，气血寻。 寒疝、水疝、筋疝、气疝、血疝。

【提要】　本段论述疝气的形成与任脉、厥阴肝经关系密切。

【注释】

① 疝：是指睾丸、阴囊肿胀疼痛，或牵引少腹疼痛的一类疾病。本病与足厥阴肝经、任脉的关系较为密切。

② 任：指任脉，奇经八脉之一，起于胞中，下出会阴，经阴阜沿胸腹正中线上行至咽喉、头面。它的作用是总任一身之阴经，故名任。

③ 厥阴：指足厥阴肝经。因该经循行绕阴器，所以疝病的发生与厥阴肝经关系十分密切。

【白话解】　疝气是属于任脉的病，也与足厥阴肝经有关。常见寒疝、水疝、筋疝、气疝、血疝等。

【原文】

狐出入，癫顽麻。狐疝，卧则入腹，立则出腹。癫疝，大如升斗，顽麻不痛。

【提要】　本段论述狐疝、癫疝的临床症状。

【白话解】　根据疝气的不同症状，古代有七疝之说，即寒疝、筋疝、水疝、气疝、血疝、狐疝、癫疝。狐疝是指卧则入腹，立即出腹，犹如狐之出没。癫疝大如升斗，并有顽麻的感觉。

【解读】　对疝气的鉴别和治疗可以参照历代医家的观点。关于七疝的临床症状和如何鉴别，张子和在《儒门事亲·疝本肝经宜通勿塞》一书中有详细的描述，寒疝"其状囊冷，结硬如石，阴茎不举，或控睾丸而痛"。水疝"其状肾囊肿痛，阴汗时出，或囊肿而状如水晶，或囊痒而燥出黄水"。筋疝"其状阴茎肿胀，或溃或脓，或痛而里急筋缩"。血疝"其状如黄瓜，在少腹两旁"。气疝"其状上连肾区，下及阴囊"。狐疝"其状如瓦，卧则入小腹，行立则出小腹入囊中"。癫疝"其状阴囊肿缒，如升如斗，不痒不痛者是也"。

【原文】

癫①治气，景岳箴②。景岳云：疝而曰气者，病在气也。寒有寒气，热有热气，湿有湿气，逆有逆气，俱当兼用气药也。

【注释】

① 耑（zhuān 专）：意为专门、特地。

② 箴（zhēn 针）：规劝、告诫之义。

【白话解】　治疗疝气重在治理气机，这是张景岳的主张。他说："疝而曰气者，病在气也。寒有寒气，热有热气，湿有湿气，逆有逆气，俱当兼用气药也。"

【原文】

五苓散，加减耑。《别录》以此方加川楝子、木通、橘核、木香。通治诸疝。

茴香料，著医林。三层茴香丸治久疝。虽三十年之久，大如栲栳，皆可消散。

痛不已，须洗淋。阴肿核中痛。《千金翼》用雄黄一两，矾石二两，甘草一尺，水一斗，煮二升，洗之。如神。

【提要】　此三句均谈疝气的治疗。

【白话解】　疝气可用五苓散随症加减治疗，如加川楝子、木通、橘核、木香，通治诸疝。三层茴香丸治疗久疝有效。如果疝气阴肿核中痛，可用《千金翼方》的外洗方，如雄黄一两、矾石二两、甘草一尺，水一斗。煮二升洗之。其效如神。

附方　疝气方

五苓散仲景　本方治太阳证身热、口渴、小便少。今变其分两借用治疝。

猪苓　泽泻　茯苓各二钱　肉桂一钱　白术四钱

水三杯，煎八分，服。加木通、川楝子各一钱五分，橘核三钱，木香一钱。

三层茴香丸　治一切疝气如神。

大茴香_{五钱, 同盐五钱炒}　川楝子_{一两}　沙参　木香_{各一两}

为末，米糊为丸如梧桐子大，每服三钱，空心温酒下，或盐汤下。才服尽，接第二料。

又照前方加荜茇一两，槟榔五钱，共五两，依前丸服法。若未愈，再服第二料。

又照前第二方加茯苓四两，附子炮一两，共前八味，重十两，丸服如前。虽三十年之久，大如栲栳，皆可消散，神效。

千金翼洗方　治丈夫阴肿如斗，核中痛。

雄黄末_{一两}　矾石_{二两}　甘草_{七钱}

水五杯，煎二杯，洗。

痰饮第二十

【原文】

痰饮①**源，水气**②**作。**水气上逆，得阳煎熬则稠而成痰，得阴凝聚则稀而成饮。然水归于肾，而受制于脾。治者必以脾肾为主。

【提要】　本段论述痰饮产生的原因和区别。

【注释】

①痰饮：此处是指水液在体内运化输布失常，停积于

某些部位的一类病证。导致痰饮病证发生的原因很多，但不外乎外因和内因两个方面。外因主要包括感受外邪、饮食不节、饮水过量等；内因主要由阳气虚衰、劳倦气伤、血运不利等。这些因素往往又互为影响，导致肺脾肾等脏腑功能失调，其中尤以脾阳不运为发病的关键，使津液停聚化为痰饮，并随其停留部位的不同而产生各种临床症状。

② 水气：指因脾不健运而产生的水湿之气。

【白话解】　痰饮病产生的根源是体内水湿之气过盛。得阳煎熬则稠而成痰，得阴凝聚则稀而成饮。治者必以脾肾为主。

【原文】

燥①**湿**②**分，治痰略**③。方书支离不可听，只以燥湿为辨。燥痰宜润肺，湿痰宜温脾，握要之法也。宜参之虚痨咳嗽等篇。或老痰宜王节斋化痰丸，实痰怪症宜滚痰丸之类。

【提要】　本段论述燥痰与湿痰的区别，以及老痰和实痰怪症的治疗。

【注释】

① 燥：指燥痰。燥痰的产生也可分内因、外因两个方面。外因多由感受燥邪，伤及肺脏，肺失清肃，灼液而成。内因多由久咳不止伤及肺阴，或肺肾阴虚，虚火灼肺，煎熬津液而成。燥痰以痰质胶黏难出，甚则咳吐白色泡沫，量少，或干咳，或痰中带血丝为特征。多伴有口鼻干燥、胸胁胀闷疼痛、舌干红少苔、脉细数等症。治疗应润肺清热化痰。

② 湿：指湿痰。病因主要是由于脾肾阳虚不能运化水

液，水液积留而成。临床表现为痰多而稀白、胸闷呕恶、咳喘身重、困倦无力、舌体胖大而苔滑腻。治疗宜温脾化痰。

③ 略：要领、大法。

【白话解】　痰有燥痰和湿痰的分别，治疗燥痰应润肺，湿痰应温脾。这是治痰的要领。老痰宜王节斋化痰丸，实痰怪症宜滚痰丸。

【原文】

四饮[①] **名，宜斟酌**[②]。《金匮》云：其人素盛今瘦，水走肠间，沥沥有声，谓之痰饮。注：即今之久咳痰喘是也。饮后水流在胁下，咳唾引痛，谓之悬饮。注：即今之停饮胁痛症也。饮水流行归于四肢，当汗出而不汗出，身体疼重，谓之溢饮。注：即今之风水、水肿症也。咳逆倚息，气短不得卧，其形如肿，谓之支饮。注：今之停饮喘满不得卧症也。又支饮偏而不中正也。

参五脏，细量度。四饮犹未尽饮邪之为病也。凡五脏有偏虚之处，而饮留之。言脏不及腑者，腑属阳，在腑则行矣。《金匮》曰：水在心，心下坚筑短气，恶水不欲饮。水在肺，吐涎沫欲饮水。水在脾，少气身重。水在肝，胁下支满，嚏而痛。水在肾，心下悸。

【提要】　本段论述《金匮要略》的四种饮证和饮停五脏所发生的病症的鉴别。

【注释】

① 四饮：指痰饮、悬饮、溢饮、支饮。此为张仲景在《金匮要略》中对痰饮的分类。原文载："问曰：夫饮有四，

何谓也？师曰：有痰饮、有悬饮、有溢饮、有支饮。问曰：四饮何以为异？师曰：其人素盛今瘦，水走肠间，沥沥有声，谓之痰饮。饮后水流在胁下，咳唾引痛，谓之悬饮。饮水流行，归于四肢，当汗出不汗出，身体疼重，谓之溢饮。咳逆倚息，短气不得卧，其形如肿，谓之支饮。"

② 斟酌：慎重思考之义。

【白话解】 《金匮要略》所述痰饮有四种类型，即痰饮、悬饮、溢饮、支饮，应当予以正确的认识。同时，《金匮要略》又指出以上四种痰饮还能影响五脏。古人认为五脏在抵御饮邪的侵害方面不如六腑，因腑属阳，故饮邪不易在此停留，而五脏属阴，凡有偏虚之处，则饮邪即可停留为患。所以痰饮之邪极易侵及五脏而发生各种病症，正如《金匮要略》所言：水在心，心下坚筑短气，恶水不欲饮。水在肺，吐涎沫欲饮水。水在脾，少气身重。水在肝，胁下支满，嚏而痛。水在肾，心下悸。以上这些，在临证时均须加以仔细分析辨别。

【原文】

补和攻[①]，**视强弱。** 宜补、宜攻、宜和。视乎病情，亦视乎人之本体强弱而施治也。

十六方，各凿凿[②]。苓桂术甘汤、肾气丸、甘遂半夏汤、十枣汤、大青龙汤、小青龙汤、木防己汤、木防己加茯苓芒硝汤、泽泻汤、厚朴大黄汤、葶苈大枣泻肺汤、小半夏汤、己椒葶苈丸、小半夏加茯苓汤、五苓散、外台茯苓饮。

【提要】 本段论述痰饮的治法和《金匮要略》所载治疗痰饮的十六个方剂。

【注释】

① 补和攻：补、攻、和是中医临证治疗疾病所常用的八个基本大法（汗、吐、下、和、清、消、温、补）中的三种。补法，是通过滋养、补益人体气血阴阳，从而消除一切衰弱症状，达到治愈疾病目的的一种治疗方法。和法，是针对病邪既不在表，又不在里，而在半表半里之间，用药和解的一种治疗方法。对于和解，应有正确的理解，所谓和解不是药物与邪气和解，而是指寒热并用、表里双解。适用于少阳病，脏腑气血不和，或寒热混杂，或虚实互见的病证。攻法即祛邪法，用汗吐下法，是通过祛除外邪、吐出痰涎、荡涤肠胃，以祛除病邪的治疗方法。

② 凿凿：确实、确切。此处指疗效可靠。

【白话解】 治疗痰饮或用补法，或用和法，或用攻法，都应视患者身体强弱、病邪的性质、病邪在人体停留的部位，以及病证的虚实寒热来决定。《金匮要略·痰饮咳嗽病脉证并治篇》中有十六个方剂，如果运用得当，每个方子都有很好的疗效。

【解读】 关于《金匮要略》一书所载治疗痰饮的十六个方剂，为中医临床治疗痰饮的常用方，都有很好的疗效。确如陈修园所说："十六方，各凿凿。"痰饮的病情，有上下内外之分，具体治法，也有发汗、攻下、和解、温补、分利等不同，其中以温化为正治法。尽管十六方均为治痰饮的方子，但治疗方法和侧重点各有不同。苓桂术甘汤、肾气丸健脾温肾，为治本之道。饮邪上犯，可用小半夏汤、小半夏加茯苓汤、葶苈大枣泻肺汤以治其标。兼表里证，可用大、小青龙汤以发汗。饮在下焦，可用五苓散、泽泻汤以利小便。饮邪深痼难化，可用十枣汤、甘遂半夏汤以逐水，并可用厚朴大黄汤、己椒苈黄丸去其实。此外，痰饮久留，每多虚实错杂，木防己汤、木防己去石膏加茯苓芒硝汤即为此而设。临证应首先辨清痰饮所在部位，兼症为何，然后选用适当方药，才能达到"各凿凿"的治疗效果。

【原文】

温药和①，**博返约**②。《金匮》云：病痰饮者当以温药和之。忽揭出温药和之四字，即金针之度也。盖痰饮水病也。水归于肾，而受制于脾。欲水由地中行而归其壑者，非用温药以化气不可也。欲水不泛溢而筑以堤防者，非用温药以补脾不可也。如苓桂术甘汤、肾气丸、小半夏汤、五苓散之类，皆温药也。即如十枣汤之十枚大枣，甘遂半夏汤之半升白蜜，木防己汤之参桂，葶苈汤之大枣，亦寓温和之意。至于攻下之法，不过一时之权宜，而始终不可离温药之旨也。

阴霾③**除，阳光灼**④。饮为阴邪，必使离照当空，而群阴方能退散。余每用参苓术附加生姜汁之类取效。

滋润流⑤，**时医错**。方中若杂以地黄、麦冬、五味附和其阴，则阴霾冲逆肆空，饮邪滔天莫救矣，即肾气丸亦宜慎用。

【提要】 本段论述痰饮病的治疗应以温化为主。病痰饮者，当以温药和之，为主旨。

【注释】

① 温药和：语出《金匮要略·痰饮咳嗽病脉证并治篇》，原文为"病痰饮者，当以温药和之"。饮为阴邪，最易伤人

阳气；反之，阳能运化，饮亦自除。"温药和之"，温药，指具有温热性质的药物，"温"，具有振奋阳气，开发腠理，通行水道的作用；"和"，指温之不可太过，应以和为原则。陈修园对这句话的自注也是十分精辟的，可以参之。

② 博返约：即由博返约，意为提纲挈领，精简扼要。

③ 阴霾（mái 埋）：原指天气阴暗、昏暗。在人体指阴盛阳虚出现的病症，此处指水饮内停。

④ 灼：此处为照耀之意。

⑤ 滋润流：具有滋润作用的一类方剂。

【白话解】《金匮要略》说："病痰饮者，当以温药和之。"这是因为患痰饮病的患者，多半是阳衰阴盛的，所以在治疗原则上，应该用温药来助阳行水化湿。这句话对痰饮病诸多治法起了提纲挈领的作用。饮为阴邪，必须使阳气旺盛，才能使阴邪退散，好像拨开阴云浓雾，使阳光普照大地一样。现时有些医生却用滋润性的药物治疗痰饮，这只能更助阴邪，所以说是十分错误的。

【原文】

真武汤，水归壑①。方中以茯苓之淡以导之，白术之燥以制之，生姜之辛以行之，白芍之苦以泄之，得附子本经之药，领之以归其壑。

白散方②，**窥秘钥**。三因白散之妙，喻嘉言解之甚详。见于《医门法律》中风门。

【提要】 本段论述温阳利水的真武汤中各药的作用。

【注释】

① 壑：山沟、山谷。

② 白散方：指三因白散。

【白话解】　真武汤温阳利水，可使泛滥的饮邪下归于肾而排出体外，就好像把泛滥的河水引入山沟里去一样。如若掌握了用三因白散治疗痰饮呕吐、头目眩晕之证，那就如同拿到了一把可以打开治疗痰饮病窍门的钥匙。

【解读】　痰饮是指水液在体内运化输布失常，停聚于某些部位的一类病症。由外感寒湿、饮食不节、阳气虚弱等原因，导致肺脾肾功能失常所引起。其中尤以脾阳不运为发病之关键。痰饮在人体停留的部位不同，表现的症状不同，故有"百病多由痰作祟"之说。痰饮之为病，随处留积，走于肠间，则沥沥有声；留于胁下，则咳唾引痛；溢于四肢，则身体痛重；上逆于肺，则咳逆依息，短气不得卧。痰饮涉及的范围很广，广义的是指《金匮要略》所划分的四饮：痰饮、悬饮、溢饮、支饮；狭义则是单指痰饮。至于留饮、伏饮，则因饮邪留而不去、伏而不出而命名，包括在四饮之内。此段论述的是广义的痰饮。

关于痰饮的治疗，一般而论，痰饮为阴盛阳虚、本虚标实之候，治疗以"温药和之"为大法，若痰饮壅盛，其证属实，可采用攻下逐饮、理气分消等法以祛其邪，继则扶脾固肾以治其本，至于脾肾阳虚之痰饮，则以扶正为首务，略参化饮之品，如真武汤、三因白散等。痰饮停积，影响气机升降，久郁又可化热，所以本病有夹气滞、夹痰热的不同，饮邪内蓄，复感外邪，又易诱发而使病情加剧，故治疗本病，注意辨明有无兼夹。有文献报道，应用中医的痰饮理论和治法方药，治疗西医的有关疾病，如慢性气管炎、胸腔积液、心包积液等，取得了较好的疗效，丰富和发展了中医痰饮理论和辨证论治内容。

附方　痰饮方

王节斋化痰方　治津液为火熏蒸，凝浊郁结成痰，根深蒂固，以此缓治之。

香附_{童便浸炒，五钱}　橘红_{一两}　瓜蒌仁_{一两}　黄芩_{酒炒}　天门冬　海蛤粉_{各一两}　青黛_{三钱}　芒硝_{三钱，另研}　桔梗_{五钱}　连翘_{五钱}

共为研末，炼蜜入生姜少许为丸，如弹子大，每用一丸，噙化。或为小丸，姜汤送下二钱。

苓桂术甘汤《金匮》　治胸胁支满目眩，并治饮邪阻滞心肺之阳，令呼气短。

肾气丸　治饮邪阻滞肝肾之阴，令吸气短。二方俱喘证方。

甘遂半夏汤《金匮》　治饮邪留连不去，心下坚满。

甘遂_{大者三枚}　半夏_{汤洗七次，十三枚。以水一中杯，煮取半杯，去滓}　芍药_{五枚。约今之三钱}　甘草_{如指一枚，炙。约今之一钱三分}

水二杯，煎六分，去滓，入蜜半盏，再煎至八分，服。

程氏曰：留者行之。用甘遂以决水饮。结者散之。用半夏以散痰饮。甘遂之性直达，恐其过于行水，缓以甘草、白蜜之甘，坚以芍药之苦。虽甘草甘遂相反，而实以相使。此苦坚甘缓约之之法也。《灵枢经》曰：约方犹约囊。其斯之谓与。尤氏曰：甘草与甘遂相反，而同用之者，盖欲其一战而留饮尽去，因相激而相成也。芍药、白蜜不特安中，亦缓毒药耳。

十枣汤《金匮》　治悬饮内痛，亦治支饮。方见腹痛

大青龙汤《金匮》　治溢饮之病属经，表属热者，宜此凉发之。

小青龙汤《金匮》　治溢饮之病属经，表属寒者，宜此温发之。以上二方俱见伤寒

木防己汤《金匮》　人膈中清虚如太空，然支饮之气乘之，则满喘而痞坚，面色黧黑，脉亦沉紧。得之数十日，医者吐之、下之俱不愈，宜以此汤开三焦之结，通上下之气。

木防己三钱　石膏六钱　桂枝二钱　人参四钱

水二杯，煎八分，温服。

木防己汤去石膏加茯苓芒硝汤《金匮》　前方有人参，吐下后水邪因虚而结者，服之即愈。若水邪实结者，虽愈而三日复发，又与前方不应者，故用此汤去石膏之寒，加茯苓直输水道，芒硝峻开坚结也。又，此方与小青龙汤治吼喘病甚效。

木防己二钱　桂枝二钱　茯苓四钱　人参四钱　芒硝三钱五分

水二杯半，煎七分，去滓，入芒硝微煎，温服，微利自愈。

泽泻汤《金匮》　支饮虽不中正，而迫近于心。饮邪上乘清阳之位，其人苦冒眩。冒着，昏冒而神不清，如有物冒蔽之也。眩者，目旋转而乍见眩黑也。宜此汤。

泽泻五钱　白术二钱

水二杯，煎七分，温服。

厚朴大黄汤《金匮》　治支饮胸满。支饮原不中正，饮盛则偏者六偏，故直驱之，从大便出。

厚朴二钱　大黄二钱　枳实一钱五分

水二杯，煎七分，温服。

葶苈大枣泻肺汤 《金匮》　治支饮不得息。方见气喘

小半夏汤 《金匮》　治心下支饮，呕而不渴。

半夏四钱　生姜八钱

水二杯，煎八分，温服。

己椒苈黄丸 《金匮》　治腹满口舌干燥，肠间有水气。

防己　椒目　葶苈熬　大黄各一两

共为细末，炼蜜丸如梧子大，先饮食服一丸，日三服，稍增之。口中有津液渴者，加芒硝半两。

程氏曰：防己、椒目，导饮于前，清者从小便而出。大黄、葶苈，推饮于后，浊者从大便而下。此前后分消，则腹满减而水饮行，脾气转输而津液生矣。

小半夏加茯苓汤 《金匮》　治卒然呕吐，心下痞满，膈间有水气，眩悸者。

即小半夏汤加茯苓四钱。

五苓散 《金匮》　治脐下悸，吐涎沫而颠眩，此水也。

泽泻一两六分　猪苓　茯苓　白术各十八铢。约今四分一厘七毫　桂枝一两

为末，白饮和服方寸匕，日三服，多饮暖水，汗出愈。

六铢为一分，即今之二钱半也。泽泻应一两二钱五分。猪苓、白术、茯苓各应七钱五分也。方寸匕者，匕即匙。正方一寸大，约八九分。余用二钱。

按：脐下动气去术加桂，理中丸法也。今因吐涎沫是水气盛，必得苦燥之白术，方能制水。颠眩是土中湿气化为阴霾，上弥清窍，必得温燥之白术，方能胜湿。证有兼见，法须变通。

附方外台茯苓饮　治积饮既去，而虚气塞满其中，不能进食。此证最多。此方最妙。

茯苓　人参　白术_{各二钱五分}　枳实_{二钱}　橘皮_{一钱二分五厘}　生姜_{二钱}

水二杯，煎七分，服，一日三服。

徐忠可曰：俗称陈皮能减参力，此不唯陈皮，且加枳实亦多，补泻并行，何其妙也。

三因白散

滑石_{五钱}　半夏_{三钱}　附子_{二钱, 炮}

共研末，每服五钱加生姜三片，蜜三钱，水一杯半，煎七分，服。

消渴第二十一

【原文】

消渴症①，**津液干**。口渴不止为上消，治以人参白虎汤。食入即饥为中消，治以调胃承气汤。饮一溲一小便如膏为下消，治以肾气丸。其实皆津液干之病也。赵养葵变其法。

七味饮②，**一服安**。赵养葵云：治消症无分上、中、下。但见大渴、大燥，须六味丸料一斤，肉桂一两，五味子一两，水煎六七碗，恣意冷饮之。睡熟而渴如失矣。白虎承气汤皆非所治也。

【提要】　本段谈消渴病的分类和治疗。

【注释】

① 消渴症：是指因饮食不节、情志失调或劳倦肾虚等因素引起的以多饮、多食、多尿、形体消瘦，或尿有甜味为特征的病证。其病理变化主要在于阴津亏损，燥热偏盛，而以阴虚为本，燥热为标，两者互为因果，形成恶性循环。

② 七味饮：即六味地黄丸加肉桂、五味子（实应为八味饮）。

【白话解】　消渴证的病因病机是阴津干涸，燥热内生。分为上消、中消、下消等三消。口渴不止为上消，治以人参白虎汤。食入即饥为中消，治以调胃承气汤。饮一溲一小便如膏为下消，治以肾气丸。见大渴、大燥，六味地黄丸加肉桂、五味子，水煎至冷，频服，亦很有效。

【解读】　消渴为临床常见病，现代医学的糖尿病多用中医治疗消渴的方法辨证治疗。根据症状特点的不同，临床上常将消渴症分为上、中、下三消，并分别代表相关脏腑，即《内经》所谓"心移热于肺，传为膈消"（上消）、"瘅成为消中"（中消）、"肾热病……苦渴，数饮身热"（下消）的病变。

以口渴不止为上消，主要责之于肺。肺主气而为水之上源，主宣发敷布津液，肺为燥热所伤，则不能布津而直趋下行，随小便排出体外，故口渴多饮、尿频量多。以食入即饥为中消，主要责之于脾胃。胃为水谷之海，主腐熟水谷；脾为后天之本，主运化，为胃行其津液，脾胃为燥热所伤，胃火炽盛，腐熟过快，故消谷善饥、多饮多食。脾脏的气阴两伤，不能转输水谷，则水谷精微下流而为小便，故小便味甘，水谷不能充养肌肉，故形体日渐消瘦。《类证治裁·三消论治》说："小水不臭反甜者，此脾气下脱症最重。"说明脾胃与消渴病，特别是中消症的发病关系密切。以饮一溲一，小便如膏为下消，主要责之于肾。肾为先天之本，主藏精而寓元阴元阳。肾阴亏损则虚热内生，上燔心肺则烦渴多饮；中灼脾胃则消谷善饥；阴虚阳盛，肾的开阖失司，则水谷精微直趋下势成为小便排出体外，故尿味甘甜甚则混浊如脂膏。

消渴症虽有上、中、下三消的分型，有肺、脾（胃）、肾的不同病位，但三者并不是彼此孤立，互不相干的，而是彼此联系，互相影响的。如肺燥津伤，津液失于敷布，则脾胃不得濡养，肾精不得滋助；脾胃燥热，上可灼伤肺津，下可劫损肾阴；肾阴不足虚火旺盛，亦可上灼肺胃之阴。所以消渴症常可见肺燥、胃热、肾虚同时存在，只是有所侧重罢了，与肾的关系最为密切，全身症状也最重，故有消渴症以肾为本之说。

【原文】

《金匮》法，别三般①。能食而渴者重在二阳论治。以手太阳主津液，足太阳主血也。饮一溲一者，重在少阴论治。以肾气虚不能收摄，则水直下趋；肾气虚不能蒸动，则水不能上济也。不能食而气冲者，重在厥阴论治。以一身中唯肝火最横，燔灼无忌，耗伤津液，而为消渴也。《金匮》论消渴，开口即揭此旨，以补《内经》之未及。不必疑其错简也。

　　二阳②**病，治多端**。劳伤荣卫，渐郁而为热者，炙甘草汤可用。喻嘉言清燥汤即此汤变甘温为甘寒之用也。热气蒸胸者，人参白虎汤可用。《金匮》麦门冬汤即此汤变甘寒而为甘平之用也。消谷大坚者，麻仁丸加甘草、人参、当归可用，妙在滋液之中攻其坚也。盖坚则不能消水，如以水投石，水去而石自若也。消症属火，内郁之火本足以消水，所饮之水本足以济渴，只缘胃中坚燥，全不受水之浸润，转从火热之势，急走膀胱，故小便愈数而愈坚，愈坚而愈消矣。此论本喻嘉言，最精。

　　少阴③**病，肾气寒**。饮水多小便少名上消。食谷多而大便坚名食消，亦名中消。上中二消属热。唯下消症饮一溲一中无火化，可知肾气之寒也，故用肾气丸。

　　厥阴④**症，乌梅丸**。方中甘、辛、苦、酸并用。甘以缓之，所以遂肝之志也。辛以散之，所以悦肝之神也。苦以降之，则逆上之火顺而下行矣。酸以收之，以还其曲直作酸之本性。则率性而行，所无事矣。故此丸为厥阴症之总剂。治此症，除此丸外皆不用苦药，恐苦从火化也。

　　【提要】　本段论述了消渴的病机和具体治疗用药。

　　【注释】

　　①别三般：《金匮要略》把消渴病分成为三种类型来治疗，大致与《内经》的分法相同，也是将肺胃肾阴伤燥热作为消渴病产生的原因，此外，《金匮要略》还提出了足厥阴肝火热伤津也可发为消渴，认为"能食而渴者，重在足阳明胃论治。饮一溲一者，重在少阴论治。……不能食而气冲者，重在厥阴论治"。并提出"以一身中惟肝火最横，燔灼无忌，

耗伤津液，而为消渴也"。《金匮要略》中有关消渴病病因、病机的理论，弥补了《内经》所未言。

② 二阳病：二阳指足阳明胃。二阳病指中消，以食谷多、大便坚为特点。

③ 少阴：指足少阴肾。少阴病指下消，以饮一溲一为特点。

④ 厥阴：指足厥阴肝。厥阴症以口渴、气上冲心、食少便稀为特点。

【白话解】《金匮要略》把消渴病分成三种类型来治疗。属于足阳明胃的中消，治疗的方法是很多的，如消谷大便干燥的可用麻仁丸加甘草、人参、当归；如热气蒸胸，口渴显著的可用人参白虎汤。属于足少阴肾病的下消，多为肾阳气不足，可用肾气丸治疗。足厥阴肝火热伤津也可发为消渴，可服甘、辛、苦、酸并用的乌梅丸。

【原文】

变通妙，燥热餐。有脾不能为胃行其津液，肺不能通调水道而为消渴者，人但知以清润治之，而不知脾喜燥而肺恶寒。试观泄泻者必渴，此因水津不能上输而惟下泄。故尔以燥脾药治之，水液上升即不渴矣。余每用理中丸汤倍白术加瓜蒌根，神效。

【提要】 此句是对一些不属于燥热伤阴的消渴病的治疗。

【白话解】 正如前述，消渴病是由于燥热过盛、阴津干枯所致。因此，治疗总以滋润养阴清热为其正治之法。但临证十分复杂，总会有一些不典型的病证。如有一种脾虚不运，津液不能上承所致的消渴症，那就要变通治法了，可考虑使用燥湿温脾的药物。因脾喜燥恶湿的缘故，以恢复脾的运化能力，水液上升即不渴了，方药可用理中汤之类。陈修园每用理中丸汤倍白术加瓜蒌根治疗，神效。

附方　消渴方

白虎汤　调胃承气汤　理中汤　乌梅丸四方俱见伤寒

肾气丸　六味丸　炙甘草汤三方俱见虚劳

麦门冬汤

麦门冬四钱　半夏一钱五分　人参二钱　粳米四钱　炙甘草一钱　大枣二枚

水二杯，煎八分，温服。

麻仁丸

火麻仁二两　芍药　枳实各五钱　大黄　厚朴各一两

研末，炼蜜丸，如桐子大，每服十丸，米饮下，以知为度。

伤寒瘟疫第二十二

【原文】

伤寒病①，**极变迁**。太阳主一身之表，司寒水之经。凡病自外来者，皆谓伤寒，非寒热之变也。变迁者，或三阳，或三阴，或寒化，或热化，及转属、合并之异。

六经法②，**有真传**。太阳寒水，其经主表，编中备发汗诸法。阳明燥金，其经主里，编中备攻里诸法。少阳相火，其经居表里之界，所谓阳枢也，编中备和解诸法。太阴湿土，纯阴而主寒，编中备温补诸法。少阴君火，标本寒热不同，所谓阴枢也，编中寒热二法并立。厥阴风木，木中有火而主热，编中备清火诸法。虽太阳亦有里症，阳明亦有表症，太阴亦有热症，厥阴亦有寒症，而提纲却不在此也。

【提要】 本段所论述伤寒病的辨证方法为张仲景所创立的"六经辨证"。

【注释】

① 伤寒病：是一切外感疾病的总称。如《素问·热论》说："夫热病者，皆伤寒之类也。"又如《难经·五十八难》说："伤寒有五，有中风，有伤寒，有湿温，有热病，有温病。"总之，凡病自外来者，皆谓伤寒。

② 六经法：即东汉张仲景所创立的六经辨证方法。

【白话解】 伤寒病的发展变化极为复杂，或三阳，或三阴，或寒化，或热化，或转属，或合病，或并病，极易变迁。东汉末年杰出的医学家张仲景为辨治外感疾病所创立的六经辨证方法，一直沿用至今，仍有效地指导着临床实践。

【原文】

头项病，太阳编①。三阳俱主表，而太阳为表中之表也。论以头痛、项强、发热、恶寒为提纲，有汗宜桂枝汤，无汗宜麻黄汤。

【提要】 本段论述太阳病的主症及治疗方药。

【注释】

① 太阳编：指《伤寒论》里的太阳篇。此篇里记载了太阳病的症状、脉象及治法用药。三阳俱主表，而太阳为表中之表，是诸经藩篱。凡外感风寒之邪自表而入，每犯太阳，故太阳病多出现于外感疾病的早期阶段。太阳病以"脉浮，头项强痛而恶寒"为提纲。凡外感初起出现此脉症的，叫作太阳病。治疗用发汗解表法，代表方剂麻黄汤、桂枝汤。

【白话解】　头痛、项强是太阳病的主要症状。记载在《伤寒论》的太阳篇里。太阳为表中之表，以头痛、项强、发热、恶寒为主症。有汗宜桂枝汤。无汗宜麻黄汤。

【原文】

胃家实①，**阳明编**②。阳明为表中之里，主里实症，宜三承气汤。论以胃家实为提纲。又鼻干、目痛、不眠为经病。若恶寒、头痛，为未离太阳。审其有汗、无汗，用桂枝、麻黄法。无头痛、恶寒，但见壮热、自汗、口渴，为已离太阳，宜白虎汤。仲景提纲不以此者，凡解表诸法，求之太阳。攻里诸法，求之阳明，立法之严也。

【提要】　本段论述阳明病的病机主症及治疗。

【注释】

① 胃家实：胃家，指足阳明胃和手阳明大肠。胃家实，指邪热结于阳明，津液受伤所出现的以大便干燥为主症的病证。

② 阳明编：指《伤寒论》里的阳明篇。此篇里记载了阳明病的症状、脉象和治法用药。阳明为表中之里，主里实热

证，多出现于阳亢热盛的极期阶段。其发生可由他经传来，亦有从本经自发为病。阳明病以"胃家实"为提纲，分为阳明经证与阳明腑证两大类型。阳明经证，其病机为外邪入里化热，胃中燥热炽盛，消灼津液。其主要脉症为大热、大汗出、大渴、脉洪大。若外邪入里化热，与肠中糟粕相结，这就是阳明腑实证，其主要脉症是潮热、谵语、腹满痛拒按、大便闭结不通、脉沉迟等，治疗阳明经证用清热法，代表方剂白虎汤；阳明腑证用泻下法，代表方剂三承气汤，即大承气汤、小承气汤和调胃承气汤。

【白话解】 胃肠有实热郁结引起的症状是阳明病的特征，记载在《伤寒论》的阳明篇里。

【原文】

眩苦呕①，**少阳编**②。少阳居太阳阳明之界，谓之阳枢，寒热相杂。若寒热往来于外，为胸胁满烦，宜大小柴胡汤。若寒热互搏于中，呕吐腹痛，宜黄连汤。疼满呕逆，宜半夏泻心汤。拒格食不入，宜干姜黄连人参汤。若邪全入于胆府，下攻于脾为自利，宜黄芩汤。上逆于胃，利又兼呕，宜黄芩加半夏生姜汤。论以口苦、咽干、目眩为提纲。

【提要】 本段论述少阳病的主症和治疗方药。

【注释】

① 眩苦呕：即目眩，口苦，呕吐，均为少阳病的主要症状。

② 少阳编：指《伤寒论》中的少阳篇。篇里主要记载了少阳病的主要症状、脉象及治法，少阳居太阳阳明之界，谓

之"阳枢"，少阳病是半表半里的证候。其发生可由他经传来．也可由本经自受发病。少阳病以"口苦、咽干、目眩"为提纲。其病机为病入少阳，枢机不利，正邪分争。治疗用和解少阳法，代表方剂小柴胡汤。

【白话解】　目眩、口苦、欲呕是少阳病的主症，记载在《伤寒论》的少阳篇里。若寒热往来于外，为胸胁满烦，宜小柴胡汤。若寒热互搏于中，呕吐腹痛，宜黄连汤。痞满呕逆，宜半夏泻心汤。拒格食不入，宜干姜黄连人参汤。若邪全入于胆府，下攻于脾为自利，宜黄芩汤。上逆于胃，利又兼呕，宜黄芩加半夏生姜汤。

【原文】

吐利痛，太阴编①。太阴湿土，为纯阴之脏，从寒化者多，从热化者少，此经主寒症而言，宜理中汤、四逆汤为主，第原本为王叔和所乱耳。论以腹中满、吐食自利、不渴、手足自温、腹时痛为提纲。

【提要】　本段论述太阴病的主症。

【注释】

①　太阴编：指《伤寒论》里的太阴篇。本篇记载了太阴病的主要症状、脉象及治法用药。太阴湿土，为纯阴之脏，外邪入太阴多从寒化，成为里虚寒证，以"腹满而吐、食不下、自利益甚、时腹自痛"为提纲。太阴病可由三阳证治疗失当损伤脾阳而发病，也可由风寒外邪直中而成。太阴病的病机为脾阳虚弱，寒湿内盛，运化失常。治疗应用温补法，代表方剂理中汤。其他如四逆汤、桂枝加芍药汤、桂枝加大黄汤等也可随症选用。

【白话解】　吐食、下利、时腹自痛是太阴病的主症，记载在《伤寒论》的太阴篇里，宜理中汤、四逆汤。

【原文】

但欲寐^①，少阴编^②。 少阴居太阴厥阴之界，谓之阴枢，有寒有热，论以脉微细但欲寐为提纲。寒用麻黄附子细辛汤、麻黄附子甘草汤及白通汤、通脉四逆汤。热用猪苓汤、黄连鸡子黄汤及大承气汤诸法。

【提要】　本段论述少阴病的主症及治疗方药。

【注释】

① 但欲寐：但，只是。欲寐，想睡觉。但欲寐，只是昏昏思睡。

② 少阴编：指《伤寒论》中的少阴篇。本篇主要记载了少阴病的症状、脉象及治法用药。少阴居太阴厥阴之界，为阴枢。少阴病属里虚寒证。多属伤寒六经病变过程中后期危重阶段，故少阴病多死证。少阴病可由他经传变而来，也可因体虚外邪直接侵入而发病。少阴病以"脉微细、但欲寐"为提纲。但少阴证当分寒化证与热化证两大类型，寒化证的病机为心肾阳虚，而呈虚寒证象，也就是少阴病本证。少阴热化证为少阴阴虚而呈现热化证象。治疗寒化证应温补回阳，代表方剂四逆汤；热化证当滋阴降火，代表方剂黄连阿胶鸡子黄汤。其他如麻黄附子细辛汤、通脉四逆汤、吴茱萸汤等，可随症选用。

【白话解】　阳主动，阳虚极甚则鼓动无力，表现为精神衰惫，昏昏欲睡，这是少阴病本证的特征，记载在《伤寒论》的少阴篇里。寒用麻黄附子细辛汤、麻黄附子甘草汤及白通汤、通脉四逆汤。热用猪苓汤、黄连鸡子黄汤及大承气汤诸法。

【原文】

吐蛔渴，厥阴编①。厥阴阴之尽也，阴尽阳生，且属风木，木中有火，主热症而言。论以消渴、气上冲心、心中疼热、饥不欲食、食则吐蛔、下之利不止为提纲，乌梅丸主之。自利下重饮水者，白头翁汤主之。凡一切宜发表法，备之太阳。一切宜攻里法，备之阳明。一切宜和解法，备之少阳。一切宜温补法，备之太阴。一切宜寒凉法，备之厥阴。一切寒热兼用法，备之少阴。此仲景《伤寒论》之六经与《内经·热病论》之六经不同也。

【提要】　本段论述厥阴病的主症。

【注释】

① 厥阴编：指《伤寒论》中的厥阴篇。此篇主要记载了厥阴病的症状、脉象及治法用药。厥阴，为三阴经的最终一经，为伤寒末期，病情复杂而危重。临床上可归纳为上热下寒证、厥热胜复证及辨厥逆、下利、呕、哕四大类证。厥阴病以"消渴，气上撞心，心中疼热，饥而不欲食，食则吐蛔，下之，利不止"为提纲，代表着上热下寒，寒热错杂的证候。治疗寒热并用，代表方剂乌梅丸。

【白话解】　吐蛔虫、消渴是厥阴病的主症，记载在《伤寒论》的厥阴篇里。以消渴、气上冲心、心中疼热、饥不欲食、食则吐蛔、下之利不止为提纲。用乌梅丸为主方治疗。自利下重饮水者，白头翁汤主之。

【原文】

长沙论，叹高坚①。仰之弥高，钻之弥坚。

存津液，是真诠②。存津液是全书宗旨，善读书者，读于无字处。如桂枝汤甘温以解肌养液也；即麻黄汤直入皮毛，不加姜之辛热，枣之甘壅，从外治外，不伤营气，亦养液也；承气汤急下之，不使邪火灼阴，亦养液也；即麻黄附子细辛汤用附子以固少阴之根，令津液内守，不随汗涣，亦养液也；麻黄附子甘草汤以甘草易细辛，缓麻黄于中焦，取水谷之津而为汗，毫不伤阴，更养液也。推之理中汤、五苓散，必啜粥饮，小柴胡汤、吴茱萸汤皆用人参。何一而非养液之法乎？

【提要】 本段论述伤寒病存津液的治疗原则是全书宗旨，的确高明。

【注释】

① 高坚：指学问或理论水平高深而扎实。

② 真诠（quán 全）：真理之义。

【白话解】 张仲景辨治伤寒病证具有高深的理论和丰富的临证经验，是令人赞叹不已的。对于伤寒病的治疗，他提出了"扶阳气、保津液"的主张，这些无疑都是十分正确的理论。

【原文】

汗吐下①，**温清悬**②。在表宜汗，在胸膈宜吐，在里宜下，寒者温之，热者清之。

补贵当③，**方而圆**④。虚则补之。合上为六法。曰方而圆者，言一部《伤寒论》全是活法。

【提要】　本段论述《伤寒论》中常用的汗、吐、下、温、清、补六种治法。

【注释】

① 汗吐下：中医临床常用的八种治疗大法，即汗、吐、下、和、温、清、消、补。汗吐下为其中的三种治法。汗法，是通过宣发肺气、调畅营卫、开泄腠理等具体方法，使在肌表的外邪随汗而解的一种治疗方法。吐法，是通过涌吐使留在咽喉、胸膈、胃脘等部位的痰涎、宿食或毒物从口中吐出的一种治疗方法。下法，是通过荡涤肠胃，泻出肠中积滞，或积水、瘀血，使停留于肠间的宿食、燥屎、冷积等从下窍而出，以祛除病邪的一种治疗方法。

② 温清悬：温清指温法和清法。温法，是通过温中、祛寒、回阳、通络等具体方法，使寒邪去，阳气复，经络通，血脉和，适用于脏腑经络因寒邪为病的一种治法。清法，是通过清热泻火，以清除火热之邪，适用于里热证的一种治法。悬，即悬殊，差别很大的意思。温清悬，就是说温法治寒以热，清法治热以寒，有着本质的不同。

③ 补贵当：补是补法，贵当，是以适当为贵，也就是用补药要对症适当。

④ 方而圆：方是讲规矩，圆是圆活，不拘泥不死板。方而圆的意思是既要有原则法度，又要灵活运用。

【白话解】　汗、吐、下、温、清、补是《伤寒论》中常用的六种治疗大法。邪在表宜汗，在胸膈宜吐，在里宜下，寒者温之，热者清之，虚则补之。我们在临证时应根据患者的具体情况，既要掌握原则，又要灵活运用。

【原文】

规矩废，甚于今。自王叔和而后，注家多误。然亦是非参半，今则不知《伤寒论》为何物，规矩尽废矣。

二陈尚，九味寻。人皆曰二陈汤为发汗平稳之剂，而不知茯苓之渗，半夏之涩，皆能留邪生热，变成谵语、不便等症。人皆曰九味羌活汤视麻桂二汤较妥，而不知太阳病重，须防侵入少阴。此方中有芩地之苦寒，服之不汗，恐苦寒陷入少阴，变成脉沉细但欲寐之症；服之得汗，恐苦寒戕伐肾阳，阳虚不能内固，变成遂漏不止之症。时医喜用此方，其亦知此方之流弊，害人匪浅也。

香苏外，平胃临。香苏饮力量太薄，不能驱邪尽出，恐余邪之传变多端。平胃散为燥湿消导之剂，仲景从无燥药发汗之法，且外邪未去，更无先攻其内法。

汗源涸，耗真阴。阴者阳之家也。桂枝汤之芍药及啜粥，俱是滋阴以救汗源。麻黄汤之用甘草与不啜粥，亦是保阴以救汗源。景岳误认其旨。每用归、地，贻害不少。

邪传遍，病日深。治之得法，无不即愈。若逆症、坏症、过经不愈之症，皆误治所致也。

目击者，实痛心。人之死于病者少，死于药者多。今行道人先学利口，以此药杀人，即以此药得名，是可慨也。吾知其殃在子孙。

医医法，脑后针。闻前辈云，医人先当医医。以一医而治千万人，不过千万人计耳。救一医便救千万人，救千万医便救天下后世无量恒河沙数人耳。余所以于医者脑后，痛下一针。

【提要】　本段是陈修园针对当时的医生不能很好地钻研

《伤寒论》等优秀医著，而只会机械地套用一些时方的批评和劝诫。

【白话解】《伤寒论》中所列述的辨证论治法则，后世医家不能很好地钻研和运用，这种现象，于今更为普遍。一般医生只会机械地搬用、套用二陈汤、九味羌活汤、香苏饮、平胃散这些方药治疗伤寒病，其后果可使患者的汗源枯竭，真阴耗损，以至病邪向纵深发展，病情日益深重。看到这种情况，实在令人痛心！为了纠正这些不懂得治伤寒病的法则而发生偏差的医生，应该在他们的脑后痛扎一针，使他们牢牢记住，必须很好地钻研《伤寒论》，弄懂弄通并能得心应手地使用书中的各种治疗方法。

【原文】

若瘟疫①，**治相侔**②。四时不正之气，及方土异气，病人秽气感而成病，则为瘟疫。虽有从经络入、从口鼻入之分，而见证亦以六经为据，与伤寒相同。

通圣散，两解求。仲师于太阳条，独挈出发热不恶寒而渴为温病，是遵《内经》人伤于寒则为热病；冬伤于寒，春必病温；先夏至日为病温，后夏至日为病暑之三说也。初时用麻杏甘石汤，在经用白虎加人参汤，入里用承气汤及阳明之茵陈蒿汤，少阴之黄连阿胶汤、猪苓汤，厥阴之白头翁汤等，皆其要药，究与瘟疫之病不同也。瘟疫之病，皆新感乖戾之气而发。初起若兼恶寒者，邪从经络入，用人参败毒散为匡正托邪法，初起若兼胸满口吐黄涎者，邪从口鼻入，用藿香正气散为辛香解秽法。唯防风通圣散面面周到，即初起未必内实，而方中之硝黄，别有妙用，从无陷邪之害。若读仲师书死于句下者，闻之无不咋舌，而不知其有利无弊也。

【注释】

① 瘟疫：是感受疫疠之气而发生的多种急性传染病的统称。其特点是发病急骤，病情险恶，有强烈的传染性，易引起大流行。

② 相侔（móu 谋）：等同、相等。相侔，相同之义。

【白话解】　至于对瘟疫病的辨证与治疗，基本上与伤寒病是一样的。瘟疫之病，皆由新感乖戾之气而发。初起若兼恶寒者，邪从经络而入，用人参败毒散扶正托邪。初起若兼胸满口吐黄涎者，邪从口鼻入，用藿香正气散辛香解秽。用防风通圣散来治疗瘟疫病，可收到表里双解的效果。

【原文】

六法① **备，汗为尤**②。汗、吐、下、温、清、补，为治伤寒之六法。六法中唯取汗为要，以瘟疫得汗则生，不得汗则死。汗期以七日为准，如七日无汗，再俟七日以汗之。又参论中圣法，以吐之、下之、温之、清之、补之，皆所以求其汗也。详于《时方妙用》中。

达原饮，昧③ **其由**。吴又可谓病在膜原，以达原饮为方，创异说以欺人，实昧其病由也。

司命者④，**勿逐流**。医为人之司命，熟读仲圣书而兼临症之多者，自有定识，切不可随波逐流。

【提要】　以上几句均谈瘟疫的治疗。强调治疗瘟疫，仍用六法。六法汗、吐、下、温、清、补中，汗法最为重要。

【注释】

① 六法：指治伤寒病所用的六种方法，即汗、吐、下、

温、清、补。

②汗为尤：六法中唯取汗为要。因古人认为瘟疫得汗则生，不得汗则死。

③昧：不明白，不清楚。

④司命者：因医生掌握着患者的性命，故称其为"司命者"。

【白话解】　瘟疫病的治疗基本上与伤寒病相同，也是用汗、吐、下、温、清、补六法，其中尤以汗法的使用最为重要。那些只知道用达原饮这个方剂治疗瘟疫病的医生，实际上根本没有弄懂瘟疫病的病源。希望这些掌握着患者性命的医生们，应熟读张仲景的医书，多研究多实践，自有定识，切不可随波逐流。

附方　伤寒方

太阳

桂枝汤

桂枝　白芍各三钱　甘草二钱炙　生姜三钱，切片　大枣四枚

水二杯，煎八分，温服，服后少顷啜粥一杯，以助药力，温覆微似汗。若一服病止，不必再服。若病重者，一日夜作二服。

麻黄汤

麻黄三钱，去根节　桂枝二钱　杏仁去皮尖，二十三枚　甘草一钱

水三杯，先煮麻黄至二杯，吹去上沫，纳诸药，煎八分，温服，不须啜粥。余将息如前法。

大青龙汤

麻黄六钱, 去根节   桂枝二钱   甘草二钱, 炙   杏仁去皮尖, 十二枚   生姜三钱, 切片   大枣四枚   石膏碎, 以棉裹, 四钱五分

水四杯，先煮麻黄至二杯半，去上沫，纳诸药，再煎八分，温服。温复取微似汗，汗出多者，以温粉扑之白术、煅牡蛎、龙骨研末。若汗多亡阳者，以真武汤救之。

小青龙汤

麻黄去根节   白芍   干姜炒   甘草   桂枝各二两   半夏三钱   五味子一钱   细辛八分

水三杯半，先煮麻黄至二杯半，去沫，纳诸药，煎八分，温服。若渴者，去半夏加栝楼根二钱；若噎者，去麻黄加附子一钱五分；小便不利，小腹满痛，去麻黄加茯苓四钱；若喘者，去麻黄加杏仁二十一枚。按：论云：若微利者去麻黄加芫花。今芫花不常用，时法用茯苓四钱代之，即猪苓、泽泻亦可代之。但行道人当于古方后注明。

桂枝加葛根汤   即桂枝汤加葛根四钱。

水三杯，先煮葛根至二杯半，吹去沫，入诸药，煎至八分，温服，不须啜粥。

葛根汤

葛根四钱   麻黄三钱   生姜三钱   甘草二钱   桂枝二钱   大枣四枚   白芍二钱

水三钟半，先煮麻黄、葛根至一杯，去沫，入诸药，煎至八分，温服。微似汗，不须啜粥。

白虎汤

石膏八钱, 碎棉裹   知母三钱   炙草一钱   粳米四钱

水三杯，煎一杯，温服。

调胃承气汤

大黄四钱，清酒润　　炙草二钱　　芒硝三钱

水二杯半，先煮大黄、甘草取一杯，去滓，入芒硝，微煮令沸，少少温服之。

小承气汤

大黄四钱　　厚朴　　枳实各二钱

水二杯，煎八分，温服。初服当更衣，不尔者再煮服，若更衣勿服。

大承气汤

大黄二钱，酒润　　厚朴四钱　　枳实　　芒硝各二钱

水三杯，先煮枳实、厚朴至一杯半，去滓，纳大黄，煮一杯，去滓，纳芒硝，微火煮一二沸服，得下，勿再服。

少阳

小柴胡汤方

柴胡四钱　　人参　　黄芩　　炙草　　生姜各一钱　　大枣二枚

水二钟，煎一钟，去滓，再煎八分，温服，一日夜作三服。

胸中烦而不呕者，去半夏、人参加栝楼二钱。渴者，去半夏加人参七分、栝楼二钱。腹中痛者，去黄芩加芍药一钱半。胁下痞鞕，去大枣加牡蛎二钱。心下悸、小便不利者，去黄芩加茯苓一钱。不渴外有微热者，去人参加桂枝一钱五分。温服，取微似汗愈。咳者，去人参、大枣、生姜。加五味子一钱、干姜一钱五分。

大柴胡汤

柴胡四钱 半夏二钱 黄芩 芍药 枳实各一钱 生姜二钱 大枣二枚 一本有大黄五分

水三钟，煎八分，温服，一日夜作三服。

太阴

理中丸汤

人参 白术 干姜 甘草各三两

共研末，蜜丸如鸡子黄大，研碎，以沸汤服一丸，日三四温服，服后啜热粥，以腹热为度。或用各三钱，水三钟，煎八分，温服，服后啜热粥。若脐上筑者，去术加桂；吐多者，去术加生姜二钱；下多者还用术；悸者，加茯苓；渴欲饮水者，加术；腹痛者，加人参；寒者，加干姜；腹满者，去术加附子。服汤后，如食顷，啜热粥。微自温，勿揭衣被。

四逆汤

甘草四钱，炙 干姜二钱 附子二钱，生用

水三钟，煎八分，温服。

通脉四逆加人尿猪胆汤

干姜六钱 甘草四钱 附子二钱，生用

水三钟，煎八分，加猪胆汁一汤匙、人尿半汤匙，温服。

桂枝加芍药汤

桂枝 生姜二钱 大枣四枚 芍药六钱 炙草二钱

水三杯，煎一杯，服。

桂枝加大黄汤

桂枝 生姜各三钱 芍药六钱 炙草三钱 大黄七分 大枣四枚

水三杯，煎八分，温服。

麻黄附子细辛汤

麻黄_{去根节}　细辛_{各三钱}　附子_{一钱五分}

水三钟，先煮麻黄至二钟，去沫，入诸药，煎七分，温服。

麻黄附子甘草汤

麻黄_{去根}　甘草_{各三钱}　附子_{一钱五分}

煎法同上。

通脉四逆汤

干姜_{六钱}　炙草_{四钱}　附子_{二钱生用}

水二杯，煎八分，温服。

白通汤

干姜_{三钱}　附子_{三钱生用}　葱白_{二根}

水三杯，煎八分，温服。

吴茱萸汤

吴茱萸_{三钱汤，泡}　人参_{一钱五分}　大枣_{四枚}　生姜_{六钱}

水煎服。

猪苓汤

猪苓　茯苓　泽泻　滑石　阿胶_{各三钱}

水一杯，先煮四味至一杯，去滓，入胶，煎化服。

黄连阿胶鸡子黄汤

黄连_{四钱}　黄芩_{一钱}　芍药_{二钱}　阿胶_{三钱}　鸡子黄_{一枚}

水二杯半，煎一杯半，去滓入胶，烊尽，小冷，入鸡子黄搅令相得，温服，一日三服。

大承气汤_{方见阳明}

厥阴

乌梅丸

乌梅九十三枚　细辛六钱　干姜一两　当归四钱　黄连一两六钱
附子六钱，炮　蜀椒四钱，炒　桂枝　人参　黄柏各六钱

各另研末，合筛之，以苦酒浸乌梅一宿，去核，饭上蒸之，捣成泥，入炼蜜共捣千下，丸如梧子大，先饮食自饮服十丸，日三服，渐加至二十丸。

当归四逆汤

当归　桂枝　白芍各三钱　甘草炙　木通　细辛各二钱　大枣八枚，又一粒取三分之一。擘

水三杯，煎八分，温服。

寒气盛者，加吴茱萸二钱半，生姜八钱。以水二杯，清酒二杯，煮取一杯半，温分二服。

白头翁汤

白头翁一钱　黄连　黄柏　秦皮一钱五分

水二杯，煎八分，温服。余详于《时方妙用》附录伤寒门。

瘟疫方

人参败毒散方见痢疾　**防风通圣散**方见中风

藿香正气散　治外受四时不正之气，内停饮食，头痛寒热，或霍乱吐泻，或作疟疾。

藿香　白芷　大腹皮　紫苏　茯苓各三钱　陈皮　厚朴
半夏曲　桔梗各二两　甘草一两

每服五钱，加姜枣煎。

神圣辟瘟丹　神圣辟瘟丹，流传在世间。正元焚一炷，四季保平安。此歌出聂久吾《汇函》

羌活　独活　白芷　香附　大黄　甘松　山柰　赤箭　雄黄各等分　苍术倍用

上为末，面糊为丸，弹子大，黄丹为衣，晒干，正月初一清晨，焚一炷，辟瘟。

妇人经产杂病第二十三

【原文】

妇人病，四物良。与男子同，唯经前产后异耳。《济阴纲目》以四物汤加香附、炙草为主，凡经前产后，俱以此出入加减。

月信①准，体自康。经水一月一至，不愆其期，故名月信。经调则体自康。

【提要】　本段论述妇科病的治疗常用四物汤，月经正常是健康的一个标志。

【注释】

① 月信：即月经。妇女每月行经一次，经常不变，信而有期，故又名月汛、月信、月水等。李时珍在《本草纲目》中说："女子。阴类也，以血为主，其血上应太阴，下应海潮，月有盈亏，潮有朝夕，月事一月一行，与之相符，故谓之月信、月水、月经。"

【白话解】 治疗妇科疾患（包括月经病、带下病、妊娠病、产前产后病及其他妇人杂病），四物汤是很有效的方子，有养血活血调经的作用。只要月经定期而至，色、量、质都正常，身体自然健康。

【原文】

渐早至，药宜凉。血海有热也，宜加味四物汤加续断、地榆、黄芩、黄连之类。

渐至迟，重桂姜。血海有寒也，宜加味四物汤加干姜、肉桂之类，甚加附子。

错杂至，气血伤。经来或早或迟不一者，气血虚而经乱也，宜前汤加人参、白术、黄芪之类。

【提要】 本段论述月经先期、后期和先后无定期的病机和治疗。

【白话解】 月经提前到来，最常见的原因是血海有热。血热则流行散溢，以致血海不宁，月经提前而至，"热者寒之"，治当用凉性药物，可用四物汤加续断、地榆、黄芩、黄连等。倘若月经逐渐错后而至，最常见的原因是血寒，"寒者热之"，应用温性药物来治疗，可用四物汤加干姜、肉桂、附子等。如经期或早或迟，错乱不定，那就属于气血两伤，可用四物汤加人参、黄芪、白术等。

【解读】 月经病是妇科病中第一重要的病症。月经不调包括月经先期、月经后期、月经先后无定期、痛经、月经量多、月经量少、崩漏、闭经等。月经的异常可因胞宫本体受寒、受热、瘀血、痰浊所致。多与肾虚有关，也可能是机体患病的反映，故不可不仔细诊视。月经病的辨证，着重在月经的期、量、色、质、气味及伴随症。治疗重在调经。调经之法，应遵循《内经》"谨守病机"和"谨察阴阳所在而调之，以平为期"的宗旨，以及标本缓急的治则，灵活运用。基本方剂是四物汤加味，应注意避免过用寒药、热药，以防伤血。

【原文】

归脾法，主二阳[①]。《内经》云：二阳之病发心脾，有不得隐曲，为女子不月。宜归脾汤。

兼郁结，逍遥长。郁气伤肝，思虑伤脾，宜加味逍遥散。

种子者[②]，**即此详**。种子必调经，以归脾汤治其源，以逍遥散治其流。并以上诸法，皆妙，不必他求。唯妇人体肥厚者，恐子宫脂满，另用二陈汤加川芎、香附为丸。

经闭塞，禁地黄。闭塞脉实，小腹胀痛，与二阳病为女子不月者不同。虽四物汤为妇科所不禁，而经闭及积瘀实症，宜去地黄之濡滞，恐其护蓄血不行也。加醋炒大黄二钱，桂枝一钱，桃仁二钱，服五六剂。

【提要】　本段论述月经不调、不孕症的治疗。

【注释】

① 二阳：指足阳明胃和手阳明大肠。

② 种子：使妇女容易怀孕生育的意思。

【白话解】《内经》中有"二阳之病发心脾，有不得隐曲，女子不月"的记载，说明胃肠功能紊乱，消化不良症的发病根源在于七情劳伤心脾所致。长期下去，必致气血亏损而发为经闭，治疗可用补气养血健胃安神的归脾汤。如月经不调兼有肝气郁结，则应用加味逍遥散，以疏肝解郁，扶助脾胃。应当知道，月经正常是怀孕生育的前提条件，故欲使妇女能怀孕生育，首先要根据上述方法调治各种月经病，即"种子必调经"。如痰湿过盛则另用二陈汤加川芎、香附治之。如果遇到经闭症，应特别注意，四物汤虽为女科所不禁，但遇经闭脉实，少腹胀痛的实证，应禁止使用地黄之类的濡滞滋腻药物，以防加重血脉闭塞，更令月经不行。

【原文】

孕三月，六君尝。得孕三月之内，多有呕吐、不食，名恶阻，宜六君子汤。俗疑半夏碍胎，而不知仲师惯用之妙品也。高鼓峰云：半夏合参术为安胎、止呕、进食之上药。

安胎法，寒热商。四物汤去川芎为主。热加黄芩、白术、续断；寒加艾叶、阿胶、杜仲、白术。大抵胎气不安，虚寒者多。庸医以胎火二字惑人，误人无算。

【提要】　本段论述安胎法，建议怀孕三月内可用六君子汤安胎止呕，或四物汤去川芎。

【白话解】　怀孕三个月以内，常有呕恶不欲进食的情况，称为妊娠恶阻，可服用六君子汤安胎止呕、调和脾胃。安胎的方法，应当辨别是寒证还是热证，以便正确治疗。如属热证，当用四物汤去川芎，加黄芩、白术、续断。如属寒证，则用四物汤去川芎加白术、杜仲、阿胶、艾叶治疗。

【原文】

难产者，保生方。横生倒产、浆水太早、交骨不开等症，宜保生无忧散。

开交骨，归芎乡。交骨不开，阴虚故也，宜加味芎归汤。

血大下，补血汤。胎，犹舟也。血，犹水也。水满则舟浮。血下太早，则干涸而胎阻矣，宜当归补血汤加附子三钱。欲气旺则血可速生，且欲气旺而推送有力。加附子者取其性急。加酒所以速芪归之用也。保生无忧散治浆水未行，此方治浆水过多，加味归芎汤治交骨不开。三方鼎峙，不可不知。

【提要】 本段论述难产的治疗和用药。

【白话解】 孕妇难产，可以内服保生无忧散。若遇交骨不开，宜内服加味芎归汤。如出血过多，则应服用当归补血汤加附子速补气摄血，气旺则血可速生。且欲气旺而推送有力。

【原文】

脚小指，艾火炀①。张文仲治妇人横产手先出，诸般符药不效，以艾火如小麦大，灸产妇右脚小指头尖，下火立产。

胎衣②**阻，失笑匡**。胎衣不下，宜以醋汤送失笑散三钱，即下。

产后病，生化将。时医相传云，生化汤加减，治产后百病。若非由于停瘀而误用之，则外邪反入于血室，中气反因以受伤，危症蜂起矣。慎之，慎之。

【提要】 本段论述难产、产后病的治疗。

【注释】

① 炀（yáng 羊）：本义为烘烤，这里指灸。

② 胎衣：即胎盘。

【白话解】 如遇难产，胎儿手足先出，可用艾火灸产妇右脚小趾尖，胎儿很快就会生下。如果产后胎衣不下，可用醋汤送服失笑散。至于产后停瘀腹痛，可用生化汤调治。

【原文】

合诸说，俱平常。以上相沿之套法，轻病可愈，治重病则不效。

资顾问，亦勿忘。商治时不与众医谈，到此法反为其所笑。

【白话解】 以上各种说法，都是平常常规习用的方法，可供临证时参考使用，也是不应忘记的。

【原文】

精而密，长沙室①。《金匮要略》第二十卷、第二十一卷、第二十二卷，义精而法密。

妊娠篇，丸散七②。妊娠篇凡十方，丸散居七，汤舌三。盖以汤者荡也。妊娠以安胎为主，攻补俱不宜骤，故缓以图之，即此是法。

【提要】 本段论述《金匮要略》中载有妇人专篇，以及方剂、剂型选择等，应仔细研读。

【注释】

① 长沙室：指张仲景《金匮要略》这本书的内容。

② 丸散七：《金匮要略》妊娠篇中共有十个方剂，而丸剂和散剂的处方就有七个。意思是说丸散剂作用比汤剂和缓，治妊娠病以安胎为要，不宜使用过于急骤的汤药。

【白话解】《金匮要略》最后三篇为妇人专篇（包括妊娠病、产后病、杂病），义精而法密。妇人妊娠篇中共载有十个处方，其中丸散剂的处方就占七个，充分反映了妊娠病以安胎为要，不宜使用急骤峻烈之剂的精神。

【原文】

桂枝汤，列第一。此汤表证得之，为解肌和营卫；内证得之，为化气调阴阳。今人只知为伤寒首方。此于妊娠篇列为第一方，以喝醒千百庸医之梦，亦即是法。师云：妇人得平脉，阴脉小弱，其人渴不能食，无寒热，名妊娠，桂枝汤主之。注：阴搏阳别为有子，今反云阴脉弱小，是孕只两月，蚀下焦之气，不能作盛势也，过此则不然。妊娠初得，上下本无病，因子室有凝气溢上下，故但以芍药一味，固其阴气，使不得上溢，以桂、姜、甘、枣扶上焦之阳，而和其胃气，但令上焦之阳气充，能御相侵之阴气足矣。未尝治病，正所以治病也。

附半姜，功超轶①。时医以半夏、附子坠胎不用，干姜亦疑其热而罕用之，而不知附子补命门之火以保胎，半夏和胃气以安胎，干姜暖土脏使胎易长。俗子不知。

内十方②**，皆法律。**桂枝汤治妊娠；附子汤治腹痛少腹如扇；茯苓桂枝丸治三月余漏下，动在脐上，为癥痕；当归芍药散治怀妊腹中疒痛；干姜人参半夏丸治妊娠呕吐不止；当归贝母苦参丸治妊娠小便难；当归散妊娠常服；白术散妊娠养胎，方方超妙，用之如神。惟妊娠有水气、身重、小便不利、恶寒、起即头眩，用葵子茯苓散不能无疑。

【提要】　本段强调桂枝汤治疗妊娠病的重要性，附子、半夏、干姜的保胎妙用，以及《金匮要略·妇人妊娠病脉证并治篇》内所列的十个处方的良好效果。

【注释】

① 超轶：超过一般。

② 内十方：指《金匮要略·妇人妊娠病脉证并治篇》内所列的十个处方。治妊娠病用桂枝汤，以调和阴阳，协和营卫。用桂枝茯苓丸治妊娠腹中有癥块瘀血，下血不止。用芎归胶艾汤治妊娠下血。用当归芍药散治怀妊腹痛。用干姜人参半夏丸治妊娠呕吐不止。用当归贝母苦参丸治妊娠小便难。用葵子茯苓散治妊娠有水气，小便不利，身重头眩。用附子汤治妊娠虚寒腹痛。用当归散安胎。用白术散养胎治妊娠有寒湿。

【白话解】 妊娠篇中的方剂，桂枝汤列为第一方，此方外证可以解肌调和营卫，内证可化气调和阴阳。附子、半夏、干姜，妊娠时若使用得当，可收到非同一般的效果。妊娠篇内所列的十个方剂，处方用药都很严谨，均可作为治疗妊娠病的准绳。

【原文】

产后篇，有神术。共九方。

小柴胡，首特笔。妊娠以桂枝汤为第一方，产后以小柴胡汤为第一方，即此是法。新产妇人有三病：一者病痉，二者病郁冒，三者大便难。产妇郁冒、脉微弱、呕不能食、大便反坚、但头汗出者，以小柴胡汤主之。

竹叶汤，风痉疾①。《金匮》云：产后中风、发热、面正赤、喘而头痛，竹叶汤主之。钱院使注云：中风之下，当有病痉者三字。按：庸医于此症，以生化汤加姜、桂、荆、苓、益母草之类，杀人无算。

阳旦汤，功与匹②。即桂枝汤增桂加附子，《活人》以桂枝汤加黄芩者误也。风乘火势，火借风威，灼筋而成痉，宜竹叶汤。若数日之久，恶寒症尚在，则为寒风，宜此汤。二汤为一热一寒之对子。师云：产后风续续数十日不解，头微痛、恶寒、时时有热、心下闷、干呕，汗出虽久，阳旦证续在者，可与阳旦汤。

【提要】　本段论述了产后病的常见病症，治疗原则和具体治法。妊娠以桂枝汤为第一方。产后以小柴胡汤为第一方。

【注释】

①　风痉疾：指产后受风引起痉病。

②　匹：匹敌、相等。

【白话解】　《金匮要略》的产后篇，对于产后诸病提供了很多卓有成效的治疗方法。小柴胡汤就是首先列出的一个方剂，治产后郁冒，脉微弱，呕不能食，但头汗出，大便难等症。产后病比较常见的还有产后血虚筋脉失养，汗多复感风邪的痉病，治疗可用竹叶汤以扶正祛邪，表里兼治。而阳旦汤则是治疗产后中风偏寒的方子，与前方一样都可收到很好的疗效。

【解读】　以上介绍了产后常见的病症如郁冒、痉病、大便难及治疗方剂，小柴胡汤、竹叶汤、阳旦汤为常用方。关于这些病症形成的机制，《金匮要略》也都做了说明。对于痉病发生的机制，原文说："新产血虚，多汗出，喜中风，故令病痉。"从中可以看出，痉病的产生是由于产后失血过多，筋脉失于濡养，加之血虚营卫失调，腠理不固而汗出过多，招致风邪入侵。关于郁冒症发生的机制，原文说："产妇郁冒……所以然者，血虚而厥，厥而必冒。"是说郁冒的产生是由于产后血虚，血虚则阳气无所依附而上厥，症见昏冒，呕不能食，但头汗出等。至于产后大便难发生的机制，则比较简单，主要是由于产后血虚，汗多，使津液耗伤较重，大肠失于濡润。这三种病症表现虽然不同，但其病因病机都是血虚津伤，机体失于濡养，所以在总的治疗原则上，都必须照顾津血。

【原文】

腹痛条，须详悉。此下八句，皆言腹痛不同，用方各异。

羊肉汤，疠痛谧①。疠痛者，痛之缓也。为虚症。

痛满烦，求枳实。满烦不得卧，里实也，宜枳实芍药散。二味无奇，妙在以麦粥下之。

著脐痛，下瘀吉。腹中有瘀血著于脐下而痛，宜下瘀血汤。

痛而烦，里热窒。小腹痛虽为停瘀，而不大便、日晡烦躁、谵语，非停瘀专症也。血因里热而不行。非血自结于下，直攻其瘀而可愈也。《金匮》以大承气汤攻热。

攻凉施，毋②**固必**。攻有大承气汤，凉有竹皮大丸、白头翁加甘草阿胶汤。《金匮》云：病解能食，七八日更发热者，此为胃实，大承气汤主之。又云：妇人乳中虚，烦乱呕逆，安中益气，竹皮大丸主之。又云：产后下利虚极，白头翁加甘草阿胶汤主之。读此则知丹溪产后以大补气血为主，余以末治之说，为大谬也。

【提要】 本段论述产后腹痛的治疗。病机不同，治法用方各异。

【注释】

① 谧（mì 密）：平静安宁之意。

② 毋：不要。

【白话解】　对于《金匮要略》所载关于腹痛的条文，必须详尽地加以研究。当归生姜羊肉汤养血温中，散寒止痛，能治疗产后血虚内寒腹痛。若腹痛烦满不能安眠，是由于产后气血郁滞所致，治宜宣通气血，方用枳实芍药散。如果小腹刺痛不移，固定在脐部，是产后瘀血不下而成，治疗可用下瘀血汤。如遇产后小腹痛，发热，大便不通，午后热更重，烦躁说胡话，这是由于里有实热阻塞，可用攻下法和清热法来治疗，攻下宜大承气汤，清热宜竹皮大丸或白头翁加甘草阿胶汤。切不可固守产后只许补不许攻的信条。

【原文】

杂病门，还熟读。《金匮》云妇人之病，以因虚、积冷、结气六字为纲，至末段谓千变万端，总出于阴阳虚实。而独以弦紧为言者，以经阻之始，大概属寒，气结则为弦，寒甚则为紧。以此为主，而参之兼脉可也。

二十方，效俱速。

随证详，难悉录。

唯温经①**，带下服**②**。**十二癥、九痛、七害、五伤、三痼共三十六种。因经致病，统名曰带下。言病在带脉，非近时赤白带下之说也。温经汤治妇人年五十前阴下血，暮发热、手掌烦热、腹痛、口干云云。其功实不止此也。

甘麦汤，脏躁③**服。**《金匮》云：妇人脏躁，悲伤欲哭，象如神灵所作，数欠伸，甘麦大枣汤主之。

药到咽，效可卜④。市中诸医，因余用此数方奇效，每缮录于读本之后，亦医风之将转也。余日望之。

道中人⑤**，须造福**。

【提要】 本段论述妇科杂病的病机在于阴阳虚实，以及带下、脏躁病的治疗用药。

【注释】

① 温经：指温经汤。

② 带下：古人把带脉以下的疾病都叫作带下病，此处泛指妇女因月经不调而引起的各种疾患。现在带下多指带下病，主要指带下异常，量多，色黄或红，阴痒等。

③ 脏躁：由于七情内伤，心脾受损所致的以精神失常为主症的疾病。多见于中青年妇女，症见悲闷欲哭，精神失常，周身疲惫，数欠伸等。

④ 卜：预期、预测。

⑤ 道中人：指同道中的人，此处指医生们。

【白话解】《金匮要略》中的妇人杂病脉证并治篇，也是应该熟读的。篇中所列的二十个方子，都具有疗效肯定、作用迅速的特点。这些方剂在原书中都详细说明了它们的适应证，这里不再一一列举。此篇里的温经汤，可以治疗一切妇女月经病。如温经汤治妇人年五十前阴下血、暮发热、手掌烦热、腹痛、口干，等等。还有甘麦大枣汤，是专门治疗妇女脏躁症的方子，只要遵嘱服用，治疗效果是可以预料的。希望从事医疗工作的同行同道们能努力地钻研和掌握张仲景的理论和经验，以造福于人类。

附方　妇人科方

四物汤　统治妇人百病。

当归身　熟地　白芍酒炒。各三钱　川芎一钱五分

水三杯，煎八分，服。加制香附二钱，研碎，炙草一钱，加减详三字经。

归脾汤方见虚痨

逍遥散景岳　治妇人思郁过度，致伤心脾冲任之源，血气日枯，渐至经脉不调者。

当归三钱　芍药一钱五分　熟地五钱　枣仁二钱，炒　茯神一钱五分　远志五分　陈皮八分　炙草一钱

水三杯，煎八分，服。气虚加人参，经滞痛加香附。按：方虽庸陋，能滋阳明之燥，地黄生用佳。

当归散《金匮》　瘦而有火，胎不安者，宜此。

当归　黄芩　芍药　芎劳各一斤　白术半斤

共研末，酒服方寸匕，今用一钱，日再服。妊娠常服即易产，胎无疾苦，产后百病悉主之。

白术散《金匮》　肥白有寒，胎不安者，此能养胎。

白术　川芎　川椒　牡蛎

为末，酒服一钱匕，今用一钱，日三服，夜一服。但若痛加芍药，心下毒痛加川芎，心烦吐痛不食加细辛、半夏。服之后，更以醋浆服之，复不解者，小麦汁服之。已后渴者，大麦汁服之。病虽愈，服勿置。

保生无忧散　妇人临产，先服一二剂，自然易生。或遇横生倒产，连日不生，服二三剂，神效。

当归—钱五分，酒洗　川贝母—钱　黄芪八分，生用　艾叶七分
酒芍—钱二分，冬日—钱　菟丝子—钱四分　厚朴姜汁炒，七分　荆芥穗
八分　枳壳麸炒，六分　川芎二钱二分　羌活　甘草各五分

加生姜三片，水二杯，煎八分，空心服。

此方全用撑法。当归、川芎、白芍，养血活血者也，厚朴去瘀血者也，用之撑开血脉，俾恶露不致填塞。羌活、荆芥，疏通太阳，将背后一撑。太阳经脉最长，太阳治则诸经皆治。枳壳疏理结气，将面前一撑，俾胎气敛抑而无阻滞之虞。艾叶温暖子宫，撑动子宫，则胞胎灵动。贝母、菟丝，最能滑胎顺气，将胎气全体一撑，大具天然活泼之趣矣。加黄芪者，所以撑扶元气，元气旺则转动有力也。生姜通神明，去秽恶，散寒止呕，所以撑扶正气而安胃气。甘草协和诸药，俾其左宜右有，而全其撑法之神也。此方人多不得其解，程钟龄注独超。故全录之。

加味归芎汤

川芎三钱　当归身五钱　龟板三钱，生，研　妇人生过男女顶门发少如鸡子大

水三杯，煎八分，服。如人行五里即生。

当归补血汤

当归三钱　炙黄芪—两

水煎服，加附子三钱，神效。或加桂一钱。

失笑散 方见心腹痛

生化汤

当归五钱　川芎二钱　干姜五分，炮　桃仁—钱五分，去皮尖　甘草—钱，炙

水二杯，煎八分，服。产后风，口噤、角弓反张者，宜加荆芥穗三钱。又方，中风口噤，用华佗愈风散，即荆芥穗一味焙为末，勿焦黑，以童便和酒送下，口噤药不下者，用一两，再以童便煎好，从鼻孔灌下。

当归生姜羊肉汤方见心腹痛

竹叶汤《金匮》　治产后中风。病痉发热，面正赤，喘而头痛。

鲜竹叶四十九片　葛根三钱　防风一钱　桔梗　桂枝　人参附子炮　甘草各一钱　大枣五枚　生姜五钱

水三杯，煎八分，温服，温复使汗出，日夜作三服。头项强加附子五分，前药扬去沫；呕者加半夏二钱。

愚按：自汗者，去葛根加栝楼根三钱，附子五分，产后痉症，十中只可救一。除此方外，无一善方。

甘麦大枣汤

甘草三钱　小麦二两六钱　大枣十枚

水三杯，煎一杯，服，日作三服。

《金匮》方只录五首，余见拙著《金匮浅说》《金匮读》内，二书即欲梓行，集隘不能尽登。

小儿第二十四

【原文】

小儿病，多伤寒①。喻嘉言曰：方书谓小儿八岁以前无伤寒。此胡言也。小儿不耐伤寒，初传太阳一经，早已身强、多汗、筋脉牵动、人事昏沉，势已极于本经，误药即死，无由见其传经，所以谓其无伤寒也。俗云惊风皆是。

稚阳体②，**邪易干**③。时医以稚阳为纯阳，生死关头，开手便错。

凡发热，太阳观。太阳主身之表。小儿腠理未密，最易受邪。其症头痛、项强、发热、恶寒等。小儿不能自明，唯发热一扪可见。

【提要】 本段论述小儿体质的特点和发病的特点。

【注释】

① 伤寒：指各种外感证。

② 稚阳体：指小儿机体阳气未充。

③ 干：侵犯、侵袭。

【白话解】 小儿疾病多外感。因小儿年幼，阳气未能充实，腠理未密，故易于遭受外邪的侵袭。外邪侵袭肌表，可见头痛、项强、发热、恶寒等。

【原文】

热未已，变多端。喻嘉言曰：以其头摇手动也，而立抽掣之名。以其卒口噤、脚挛急也，而立目斜、心乱、搐搦之名。以其脊强背反也，而立角弓反张之名。造出种种不通名目，谓为惊风。而用攻痰、镇惊、清热之药，投之立死矣。不知太阳之脉起于目内眦，上额交巅入脑，还出别下项，夹脊抵腰中，是以见上诸症。当时若以桂枝汤照法服之，则无余事矣。过此失治，则变为痉症。无汗，用桂枝加葛根汤；有汗用桂枝加栝蒌根汤，此太阳而兼阳明之治也。抑或寒热往来，多呕，以桂枝汤合小柴胡汤，或单用小柴胡汤，此太阳而兼少阳之治也。

太阳外，仔细看。喻嘉言云：三日即愈为贵。若待经尽方解，必不能耐矣。然亦有耐得去而传他经者，亦有即时见他经之症者，宜细认之。

遵法治，危而安。遵六经提纲之法而求之，详于《伤寒论》。

【提要】 本段论述小儿外感病出现痉症的具体治疗用药。

【白话解】 因小儿很难自述其病情，故凡病始见到发热的症状，即可按太阳病治疗，宜用桂枝汤。假如发热持续不退，就难免要发生严重的病变，如有颈项强急，口噤不开，角弓反张的现象，中医学称为"痉"病（急惊风），无汗的用桂枝加葛根汤，有汗的用桂枝加瓜蒌根汤，这是太阳病兼阳明病的治疗方法。如有寒热往来，多呕的现象，这是太阳病兼少阳病，治疗用桂枝汤合小柴胡汤，或单用小柴胡汤。如果病情发展已超出太阳病范围，就要更仔细地分析辨识。只要按照《伤寒论》六经辨证的原则和具体方法进行辨证施治，即使是再严重的疾病，也是可以转危为安的。

【原文】

若吐泻，求太阴[①]。太阴病以吐食、自利、不渴、手足自温、腹时痛为提纲。以理中汤主之。

吐泻甚，变风淫[②]。吐泻不止，则土虚而木邪乘之。《左传》云：风淫末疾。末，四肢之末也。即抽掣挛急之象。

慢脾[③]**说，即此寻**。世谓慢脾风多死，而不知即太阴

伤寒也。有初时即伤于太阴者，有渐次传入太阴者，育误用
神曲、麦芽、山楂、萝卜子、枳壳、葶苈、大黄、栝蒌、胆
南星等药陷入太阴者。既入太阴，其治同也。如吐泻后，冷
汗不止，手足厥逆，理中汤加入附子，或通脉四逆汤、白通
汤佐之，此太阴而兼少阴之治也。如吐泻手足厥冷、烦躁欲
死、不吐食而吐涎沫，服理中汤不应，宜吴茱萸汤佐之，此
太阴而兼厥阴之治也。若三阴热化之证，如太阴腹时痛时
止，用桂枝加芍药汤。大便实而痛，用桂枝加大黄汤。少阴
之咳而呕渴，心烦不得眠，宜猪苓汤。心中烦、不得卧，宜
黄连阿胶汤。厥阴之消渴、气冲、吐蚘、下利，宜乌梅丸。
下利后重、喜饮水，用白头翁汤等，症亦间有之。熟《伤寒
论》者自知，而提纲不在此也。

【提要】 本段论述小儿吐泻和慢脾风的病机、症状等点
和相应的治疗用药。

【注释】

① 太阴：指足太阴脾。

② 风淫：指吐泻不止，津液丧失过多，土虚而风木乘
之之证。症见四肢抽搐。古书所说"风淫末疾"，即指这种
病症。

③ 慢脾：指慢脾风，是一种由于脾胃功能衰退，长期吐
泻，机体水液大量丧失，筋脉失去濡养而引起以手足抽搐为
主症的疾病。多为虚证，属慢惊风范围。相对急惊风而言，
这种风证往往不是骤然发作，而是渐次转成，抽搐多无力，
仅四肢抽搐、摇头，或面肌抽动，并伴有面色苍白，神疲倦
怠，嗜睡，四末发冷等症状。

【白话解】 如果出现吐泻、腹痛、口不渴等症状，就应该按太阴病来治疗，以理中汤为主方加减使用。如吐泻后冷汗不止，手足厥逆，可于上方中加附子，或用通脉四逆汤、白通汤为辅佐，这是太阴病兼少阴病的治法。又如吐泻手足厥冷、烦躁欲死、不吐食而吐涎沫，服用理中汤没有效果时，可再加吴茱萸汤为辅佐，这是太阴病兼厥阴病的治法。但需注意的是，如果是邪在三阴经热化之证，便不能再用理中汤了。如太阴病腹痛时作时止，用桂枝加芍药汤；少阴病咳而呕，口渴、心烦不得眠，当用猪苓汤，或心中烦，不得卧，当用黄连阿胶鸡子黄汤；厥阴病消渴，气上冲，吐蚘，下利，当用乌梅丸，或下利不畅，口渴喜饮水，当用白头翁汤。又有吐泻不止，引起四肢抽搐的"慢脾风"，其发病机制即是从太阴病病机而来的，治疗也应按太阴病来辨治。

【原文】

阴阳证①，**二太擒**②。三阳独取太阳，三阴独取太阴，擒贼先擒王之手段也。太阳阳明少阳为三阳，太阴少阴厥阴为三阴。

千古秘，理蕴深。喻嘉言通禅理后，得异人所授，独得千古之秘。胡卣臣曰：习幼科者，能虚心领会，便可免乎殃咎。若骇为异说，则造孽无极矣。

即痘疹，此传心。痘为先天之毒，伏于命门，因感外邪而发。初起时用桂枝汤等，从太阳以化其气，气化则毒不留，自无一切郁热诸症，何用服连翘、紫草、牛蒡、生地、犀角、石膏、芩、连诸药，以致寒中变症乎？及报点已齐后，冀其浆满，易于结痂而愈，当求之太阴，用理中汤等补中宫土气，以为成浆脱痂之本，亦不赖保元汤及鹿茸、人乳、糯米、桂圆之力也。若用毒药取浆，先损中宫土气，浆何由成？误人不少！此古今痘书所未言，唯张隐庵《侣山堂类辩》微露其机于言外，殆重其道而不敢轻泄欤？疹症视痘症稍轻。亦须知此法。高士宗《医学真传》有桂枝汤加金银花、紫草法。

谁同志，度金针③。

【提要】　本段论述治疗小儿三阳证、三阴证的关键是太阳和太阴。如治疗痘疹，初期用桂枝汤加减，化气祛毒。中后期用理中汤加减，补中健脾。

【注释】

① 阴阳症：指六经辨证中的三阴症和三阳症。

② 二太擒：指三阳症应抓住太阳这个重点，三阴症应抓住太阴这个重点，太阳、太阴是三阳三阴症的始发点，如抓住这两个病证的治疗，就可制止病势向纵深蔓延发展，这是擒贼先擒王的手段。

③ 度金针：将正确精深的理论和法则很好地传续下去。

【白话解】　凡小儿病，三阳症应抓住太阳这个关键；三阴症应将太阴作为重点。太阳、太阴分别为三阳、三阴之首，擒贼先擒王，治疗应从头抓起，不使病势向里发展传变。这一宝贵的治疗经验，是在长期的临床实践中获得的，它的理论是很精深的。即使是对于小儿科的痘疹病，也应按上述方法进行辨治。不知有哪些从事医道的同事，愿意虚心地研究这些学问，并把这些精深的理论、法则和治疗经验很好地传递下去。

附方　小儿科方

小儿无专方，以上诸方，折为小剂用之。今儿科开口即曰食、曰惊、曰风、曰疳，所用之药，大抵以钩藤、秦艽、防风、羌活、独活、天麻、前胡、全蝎、僵蚕，为祛风之品。朱砂、牛黄、胆星、石菖蒲、天竺黄、代赭石、青黛、赤芍、金银煎汤，为定惊之品。以山楂、神曲、麦芽、谷芽、莱菔子、枳壳、厚朴、槟榔、草果，为消食之品。以芜荑、榧子、使君子、蜈蚣、土五谷虫，为治疳之品。如杏仁、葶苈、酒芩、桑白皮、半夏曲、苏陈皮、贝母、天花粉之类，谓为通用调气化痰之善药。父传子，师传徒，其专方皆杀人之具也。钱仲阳以金石之药为倡，犹有一二方近道处，至《铁镜》采薇汤则乱道甚矣。近日儿科，只用以上所列诸品，任意写来，造孽无已，实堪痛恨。

附录

敷药拔风害人说

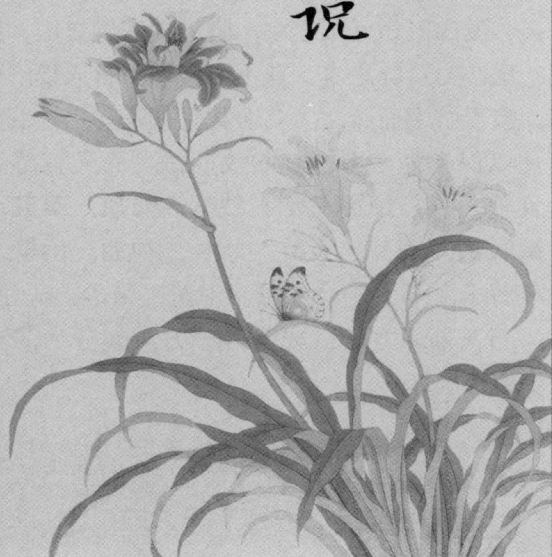

《金匮》云：人得风气以生长。此一语最精，风即气也。人在风中而不见风，犹鱼在水中而不见水，鼻息出入，顷刻离风即死。但风静即为养人之和风，风动即为杀人之邪风。若大人之中风，小儿之惊风、卒倒、搐搦、角弓反张、目上视、口流涎，皆风动之象，即气之乖也。医者宜化邪风为和风，即所以除邪气而匡正气。闽中市医，遇小儿诸病及惊痫危症，以蓖麻子、巴豆、南星、莱菔子、全蝎、大黄、急性子、皂角为末，加樗皮、冰片、麝香，以麻油，或白蜜，或姜葱汁调，敷于囟门以及胸中、脐中、足心，为拔风法。秘其方以射利，十敷十死。既死而仍不归怨之者，以为外敷之法，不妨姑试，俟未效而即去之，似不为害。而不知一敷之后，元气为其拔散，即揭去其药，而既散之气，永不能使之复聚矣。况囟门为元阳之会，胸中为宗气之宅，脐中为性命之根，足心为肾脉之本，皆不可轻动。昔人以附子、海狗肾补药，敷于脐中而蒸之，名医犹且戒其勿用，况大伤人之物乎？凡以保赤为心者，宜共攻此法。而又有惑于急惊、慢惊、食积之说，预用羌活、独活、防风、秦艽、前胡、赤芍、钩藤钩、荆芥、天麻、厚朴、神曲、山楂、苍术、胆星、葶苈子、萝卜子、贝母、牛黄、朱砂、天竺黄、枳壳、杏仁、石菖蒲、甘草，或合为一方，或分为二三方者。亦五十步笑百步耳。